KB065486

저탄수화물 고필수지방 음식치료

좋은지방
식사법

저탄수화물 고필수지방 음식치료

좋은 지방 식사법

이권세 · 조창인 · 채기원 지음

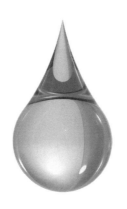

솔트앤씨드

목차

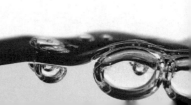

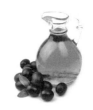

2장 현대인을 괴롭히는 불편한 증상들
"모든 건 음식에서 시작되었다"

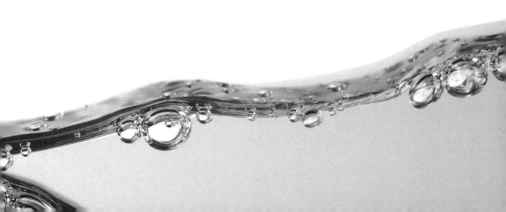

3장 좋은 지방이 내 몸을 살린다
"저탄수화물 고필수지방 가이드"

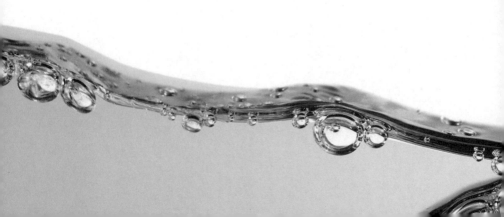

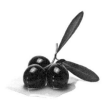

4장 열독을 다스려라, 일상을 편안하게
"정상인 듯 정상 아닌 사람들"

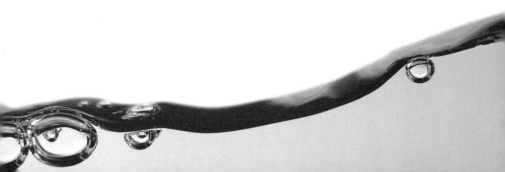

옛날과 지금,
소화제 성분부터 다르다

나(이권세)의 어릴 적 기억을 떠올려 보면 간간히 생각나는 것이 몸이 많이 아팠던 기억이다. 소풍을 가야 하는 날에 아파서 학교에 가지 못하고 마당 한편에서 햇볕을 쬐던 기억이 있다. 병명은 나중에 한의대를 다니면서 알게 됐는데 눈앞에 뭔가 떠다니는 것처럼 느끼는 비문증, 귀가 울리는 이명증도 수시로 나타나곤 했다. 간혹 다리가 시큰거려서 걷지 못해서 한동안 멈춰서 있던 기억도 있다. 여름 휴가를 바닷가로 갔을 때 버스에서 내리면서 전혀 걷지 못해 휴가기간 내내 텐트에 누워 있었던 기억도 난다. 조금 커서 고등학생이 된 후로는 잔병치레를 거의 하지 않고 개근을 했지만 어렸을 때 몸에 여러 가지 증상을 달고 지냈던 기억은 아직도 선명하다.

하지만 이후에도 항상 힘이 없고 무기력했고 만성적인 소화불량과 두통은 간혹 나를 괴롭히기도 했다. 때로는 좋다는 처방을 찾아서 먹어보기도 했는데, 효과가 있는 경우도 있었지만 아픈 이유와 치료 기전은 알 수 없었다. 이런 고민의 실마리를 풀어준 것이 바로 음식에 대한 개념과 소화기에 대한 공부였다. 세간에서 몸에 좋다고 하는 음식을 먹었는데도 오히려 몸이 불편해졌던 경우도 있었는데, 그 이유를 알고부터 나의 고민은 사라졌다. 몸에 불편함이 생겨도 화가 나지 않았다. 원인을 알았기 때문에 다음에 조심하면 되고 불편함을 없앨 수 있는 방법을 찾았기 때문이다.

영양의 균형이 깨진 음식은 아무리 맛있어도 몸에 도움이 안 된다. 잘못 섭취한 음식이 몸에 질병을 일으킬 수 있다는 걸 알면서부터 먹는 음식을 관리하고 운동을 시작했다. 그러자 점점 몸에 힘이 생기고 불편함은 사라져갔다. 그리고 몸에 대한 자신감과 더불어 삶에 대한 자신감도 생겨났다.

음식을 바꿔야 약발도 받는다

20여 년 전 처음 한의사로서 환자들을 만났을 때의 질병과 지금 만나는 환자들의 질병은 그 양상부터 다르다. 감기부터가 그렇다. 옛날 감기와 요즘 감기는 확실히 다르다. 먹을거리가 부족하던 옛날에는 감기가 오래갈 때 고기국을 먹고 안정을 취하면 쉽게 나았다. 60, 70대 이상 되는 어르신들은 잘 먹어야 병이 낫는다는 경험을 갖고 있다. 그런데 지금은 오히려 그 반대다. 평소에 영양부족 상태가 아닌데도 감기를 2~3주간 앓는 경우도 흔하게 볼 수 있다. 감기에 걸렸으니 잘 먹어야 한다고 생각해서 과도한 탄수화물을 섭취하고 잘 움직이지 않으면 감기는 더욱 낫지 않는다.

예전에 소화제라고 하면 위산 분비를 촉진시켜 소화를 돕는 역할을 했다면, 지금의 소화제는 너무 많이 먹어서 생겨난 위산 과다를 억제하는 성분으로 되어 있다고 한다. 그 정도로 우리는 너무 많이 먹고 있다.

현대인들은 의외로 아픈 곳이 많다. 우리나라는 병원 문턱이 높은 곳이 아니어서 아프면 언제든지 큰 비용 부담 없이 병원에 갈 수 있지만, 본인은 괴로워도 병원에서 딱히 어디가 이상이 있다 진단할 수 없는 경우도 많다.

무슨 병이든 고칠 수 있을 것 같은 현대에 난치병은 오히려 더 늘고 있다. 베체트병, 크론병, 루푸스, 쇼그렌 증후군, 버거씨병, 자반증, 메니에르 증후군 등 예전에는 들어보지도 못한 질병들도 많다. 40대 이후 주로 50대에 나타나던 성인병도 근래 들어서는 30대 중반, 심지어는 청소년기부터 나타나기 시작하고 있다. 고혈압, 고지혈, 고콜레스테롤, 고혈당, 통풍 등으로 고생하는 사람들도 상당하다. 게다가 비염, 아토피, 안구건조증 등 연령층과 관련 없이 나타나는 질병들도 많다.

이 질병들은 하나같이 환경을 바꾸고 식생활을 개선하지 않으면 나을 수 없는 질병들이다. 이는 현대인들이 면역 체계가 많이 약해 졌다고 말할 수 있는 근거가 된다.

한의학이 추구하는 건 자연치유능력 증진을 통한 치료와 회복 이다. 질병의 발생과 재발은 어느 하나의 요인에서만 오는 것이 아 니기 때문에 아무리 명의라 한들 의사의 의지만 가지고는 완치할 수 없다. 우리들이 이 책에서 제안하는 식이요법은 노폐물을 제거 하고 몸의 각 세포들이 제 기능을 하기 위한 최선의 식단이다. 각 개인의 상황과 체질에 따라 조금씩 차이가 있지만, 큰 덩어리가 되 는 기본을 지킴으로써 몸이 회복되도록 하는 것이다. 개인에 따른 세세한 차이는 한의원에서 진료를 받아야 알 수 있겠지만, 우리는 이 책에서 현대인을 위한 음식치료의 기본을 알려줌으로써 건강을 지킬 수 있도록 도우려고 한다.

몸에 이상이 왔을 때 음식의 개선 없이 약으로만 치료하는 것에 는 한계가 있다. 머리 아픈 것, 속 쓰리고 더부룩한 것, 가슴 답답한 것, 공황장애, 불면증, 이명, 허리 통증, 어깨 결림 등의 증상은 음식 과 별개로 생기는 것이 아니며, 음식과 별개로는 치료되지 않는다.

영양 과다이면서 영양 부족인 사람들

음식을 통해 우리가 섭취해야 할 영양분을 꼽자면 우선 3대 영양소인 단백질, 지방, 탄수화물이 있다. 이 중 단백질과 지방은 몸을 구성하는 물질이고 탄수화물은 몸에 필요한 에너지를 공급한다. 자동차로 말하면 단백질과 지방은 차체이며, 탄수화물은 연료다. 건강을 유지하려면 식사할 때마다 3가지 영양소를 골고루 먹어야 한다. 핵심은 단백질과 지방은 충분히 공급해 주면서 탄수화물은 과하게 먹지 않아야 한다는 것이다.

단백질과 지방은 우리 몸을 만들어주는 재료이면서 몸에 축적되지 않지만, 탄수화물은 과잉 공급되면 필요한 만큼 소모시키고 남은 부분은 피하지방이나 내장지방으로 축적된다. 따라서 필요 이상으로 먹으면 그만큼 살이 찌고 체내에 노폐물이 쌓이는 주요 원인이 된다. 문제는 이 대목에 있다. 좀처럼 움직이지 않는 현대인은 열량이 높은 디저트와 음료, 밀가루와 전분을 많이 쓰는 야식 등으로 인해 필요 이상의 탄수화물을 과다 섭취하고 있다.

과거에는 먹을 수 있는 음식의 절대량이 부족했고 영양적 차원에서도 부족했기 때문에 노폐물이 생기는 경우가 현재보다 훨씬 적었다. 그러나 요즘 우리가 먹는 음식들은 열량을 과잉 섭취하면서도 정작 몸에 필요한 영양소는 매우 부족한 상태다. 영양 과다이면서 동시에 영양 부족 상태인 것이다(탄수화물은 과다, 필수아미노산과 필수지방산은 부족).

돼지고기와 오리고기로 단백질과 필수지방산을 섭취하고 미네랄과 비타민을 보충하는 익힌 채소, 그리고 소량의 밥을 끼니마다 챙겨먹는 것. 이것이 바로 우리가 진료하는 음식치료의 핵심이다.

치료와 식이요법을 병행하고 운동까지 하면 완치라는 개념에 가까이 접근할 수 있다. 3가지를 조화롭게 하면서 노폐물이 없는 깨끗한 몸을 만들고 자생력을 기르는 과정이 바로 질병에서 벗어나 몸이 살아나는 과정이다.

그러면 질병은 어떻게 생겨나는 것일까? 열량이 많은 탄수화물을 과다 섭취하면 소화되지 못하고 몸에서 노폐물을 만든다. 식품 첨가물이나 변성된 지방 등도 노폐물로 남는다. 몸에 필요한 양보다 많이 들어간 열량은 체내에 열독을 만드는데, 이것을 한의학에서는 '기체증'이라고 부른다. 순환이 되지 못하고 막혀버린 부위에 따라 쉽게 상초기체증, 중초기체증, 하초기체증으로 분류한다.

상초기체증으로 생긴 열독이 목 부위 위로 정체되면 두통, 어지러움, 구내염, 안구건조증, 여드름 등의 증상이 생기고 심하면 뇌전증(간질), 비염, 만성중이염, 불면증 등의 질병으로 이어진다.

중초기체증으로 생긴 열독이 목 아래 골반 부위에 몰리면 소화불량, 흉통, 역류성 식도염 등의 증상이 생기고 심하면 공황장애, ADHD(주의력결핍 과잉행동장애) 등의 질병이 생긴다.

하초기체증으로 생긴 열독이 골반 이하의 부위에 정체되면 요통, 무릎관절통, 하지부종, 다리저림 등의 증상이 나타나고 심하면 버거씨병, 통풍, 디스크 등의 질병이 된다.

아침에 눈을 떴을 때 몸이 가뿐해서 하루를 기분 좋게 시작할 수 있다는 것이 얼마나 소중한 일인지, 몸이 아프거나 통증에 시달려 본 사람들은 알 것이다. 그런 경험이 있다면 하루하루가 소중해지고 일상에 충실한 삶을 살게 된다.

4대 소화기의 밸런스를 맞춰라

열량을 과잉 섭취했을 때 우리 몸에서 쓰고 남은 열량은 지방으로 저장된다고 했다. 그 역할을 담당하는 것이 췌장이다. 췌장은 내분비 파트와 외분비 파트로 나뉘는데, 외분비 파트에선 소화액을 만들어낸다. 흔히 위가 소화를 담당한다고 생각하는 사람들이 많지만, 위에서는 음식을 잘게 빻아주고 소화효소들이 잘 분비될 수 있게 해줄 뿐이다. 사실 소화의 핵심적인 역할은 췌장이 맡고 있다. 췌장의 외분비파트는 소화액을 분비해서 대부분의 영양소를 흡수하는 데 중요한 역할을 한다. 그리고 췌장의 내분비파트는 사람의 에너지를 일정하게 유지할 수 있도록 하는 데 아주 중요한 역할을 한다.

췌장에서는 내분비 호르몬인 인슐린과 글루카곤이 만들어지는데, 인슐린은 혈당이 오르면 너무 많이 오르지 않게 조절하고 남는 탄수화물을 지방으로 합성하도록 도와주는 호르몬이다. 글루카곤은 반대로 혈당이 저하되면 저장되어 있던 지방들을 혈관으로 내보내 에너지로 쓸 수 있게 만들어주는 호르몬이다. 결국 우리 몸의 에너지를 일정하게 유지하고 탄수화물을 이용하도록 조절하는 것이 췌장이고, 그 결과로 살을 찌울지 말지 결정하는 것도 췌장이라는 얘기다.

사람이 건강을 지키는 데 가장 중요한 기관이 무엇일까? 대부분의 사람들이 생각하는 것은 뇌 또는 심장일 것이다. 물론 인체에 중요하지 않은 장기는 없겠지만, 심장은 생명을 유지하는 장기이고, 뇌는 인체의 모든 기능을 조절하고 관리하는 장기이기 때문에 무엇보다 가장 중요하다는 생각을 할 것이다. 현대의학의 발달 덕분에 다른 장기들은 이상이 있어도 어느 정도 의학 기술로 보완이 될 것이라고 여기기 때문에 그런 것도 있을 것이다.

하지만 평소에 우리의 몸을 지켜주는, 눈에 잘 띄지 않지만 없으면 아주 불편한 것이 있다. 그것은 바로 우리가 이 책에서 다룰 위, 십이지장, 담(쓸개), 췌장 등의 소화기다. 움직이면서 생명을 유지해가는 동물인 인간은 매일 에너지를 공급받아야 하고, 그러기 위해서는 매일 음식을 섭취해야 한다. 음식이 몸속에서 소화되고 흡수돼야 우리는 에너지를 얻어 일상생활을 할 수 있다.

우리가 이 책에서 주목하는 위, 십이지장, 담, 췌장의 4대 장기가 없으면 우리 몸은 영양소를 몸 안으로 흡수할 수 없다. 영양소를 흡수하지 못하면 몸을 유지하는 에너지를 공급받지 못하고 몸을 구성하는 단백질, 지방을 흡수하지 못해 세포분열을 못하게 됨으로써 몸이 무너지고 만다. 따라서 위급을 다투는 몇몇 장기를 제외하면 우리가 평상시 건강을 유지하는 데 가장 신경 써야 할 장기는 위, 십이지장, 담, 췌장의 4대 소화기라고 말할 수 있다.

이 4대 소화기는 소화효소를 분비해서 음식을 장에서 흡수할 수 있는 형태로 만들어준다. 먼저 위는 위산과 소화효소를 분비해서 음식이 들어오면 아주 작은 형태로 분쇄한다. 위산은 pH 1.5~3 정도의 강산성으로 어지간한 음식은 모두 암죽 형태로 만들어 장에서 흡수할 수 있는 형태로 만든다. 위를 통과한 음식이 장에 들어가기 전에 알칼리성 소화효소를 분비하는 십이지장, 담, 췌장이 산성화된 음식을 중화시키고, 소장에서 흡수할 수 있도록 준비를 한다. 십이지장은 소장의 첫 부분이라고 할 수 있는데, 이곳을 지나면서 중화된 음식은 소장에서 흡수되어 비로소 몸 안으로 들어갈 수 있다.

이 과정이 원활하면 소화가 잘 되고 뱃속이 편안하면서 몸에 힘이 난다. 하지만 이 과정에서 문제가 생기면 몸에 다양하고 불편한 자각 증상이 나타나는 것이다. 더부룩함, 속쓰림, 배가 부어 있는 느낌, 설사, 변비 등 몸에 중대한 이상이 생기지 않았는데도 느껴지는 자각 증상은 이 4대 소화기의 부조화가 원인이라고 보면 된다.

그러면 이 4대 소화기가 부조화를 일으키는 원인은 무엇일까?

위산이란 적당히 분비되어야 문제를 일으키지 않는 법이다. 위산이 너무 부족하면 저산증이 생기고, 위산이 너무 많이 분비되면 위산 과다로 고생을 한다. 너무 많아도 문제이고 너무 적어도 문제가 된다. 위산이 분비되는 것은 여러 가지 자극에 의해 조절되는데, 스트레스를 받으면 미주신경의 자극에 의해서도 위산이 분비되고 매운 음식만 봐도 위산이 분비되는 것처럼 과거의 경험에 의해서도 위산 분비가 된다. 식생활에서 먹는 음식에 따라서 위산의 분비량이 달라지는 것은 말할 것도 없다.

위산 분비가 정상치를 벗어나면 직접적으로 몸의 불편함이 생긴다. 또 십이지장, 담, 췌장의 알칼리성 소화액도 위산을 중화시키지 못하고 정상 범위를 벗어나면 몸에 많은 불편한 증상을 유발한다. 이 책에서는 이 4대 소화기가 균형을 유지하는 데 있어 좋은 영향을 주는 음식과 나쁜 영향을 주는 음식을 구별해서 소개하려고 한다. 몸의 불편함을 없애고 편안한 하루를 지낼 수 있도록 독자들을 도울 수 있을 것이다.

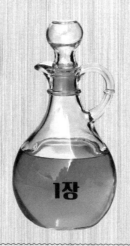

1장

위산 과다의 시대, 상식을 업데이트하라
"옛날엔 상식, 지금은 위험한 습관"

과거와 달리 현대인들은 너무 많이 먹고 있다. 특히 탄수화물 과다 섭취가 문제시되고 있는데, 많이 먹으면 몸에서 배출되지 않고 쌓이기 때문에 결국엔 말썽을 일으킨다. 탄수화물을 비롯해서 매운맛이나 신맛이 강한 음식들이 위산 과다를 일으키면 소화·흡수에 문제가 생겨 몸에서 노폐물이 된다. 이로 인해 현대인들은 각종 불편한 증상과 질병에 시달리고 있는 것이다.

위산과다,
질병의 원인이 된다

한의학에서는 오장육부를 내부 장기로 본다. 여기서 오장은 간
장, 심장, 비장, 폐, 신장의 5장기를 말하고 육부는 위, 담(쓸개), 소장,
대장, 방광, 삼초(혈액, 수분 등이 순환하는 통로)를 지칭한다. "오장은 항상
가득해야 하고 육부는 가득하면 안 된다"는 말이 있다. 풀이하면
오장의 기능은 항상 충만해야 하고 육부는 항상 비워 놓아야 한다
고 해석할 수 있다. 실제로 음식물이 통과하는 입에서 항문까지는
항상 차 있으면 병이 된다. 육부는 들어온 음식을 잘 처리해서 다음
장기로 넘겨서 원활한 영양 흡수를 할 수 있도록 하고, 다음 음식이
들어올 때까지 쉬어야 한다. 그것이 육부의 역할이다.

과거에는 음식을 하루 세 끼 다 먹지 못하는 경우가 대부분이었

고 영양이 부족해서 질병이 생겼다. 하지만 현대에는 너무 많은 먹을거리로 인해 질병이 생긴다.

한의학적으로 다시 해석하면 위는 하루 3회 움직여서, 들어온 음식물을 삭히고 다음 장기로 넘겨보낸 다음 나머지 시간은 쉬어야 안정을 찾는 장기다. 그런데 현대인들은 여러 가지 다양한 먹을거리들을 소비하느라 바빠서 위가 쉴 틈을 주지 않는다. 하루 3회 식사를 하고도 입가심으로 과일을 먹고, 업무 중이거나 만남이 있을 때도 차를 마시는 것이 일상이다. 아이들도 밥 먹고 과일 먹고 우유, 초콜릿, 젤리 등을 먹거나 고구마, 감자 등의 간식을 먹는 경우가 많다. 이렇게 위가 쉴 틈 없이 움직이다 보면 음식물을 다 처리하지 못해 과부하가 걸리는 상태가 된다.

이 상태를 한의학에서는 '위열胃熱'이라고 표현한다. 현대는 '위열'의 시대라고 해도 과언이 아니다. 위열은 몸에 다양한 변화를 유발하고 심하면 다양한 병증을 일으키는 근본 원인이 될 수 있다. 위열의 근본적인 치료법은 위를 쉬게 해주고 위를 편안하게 움직일 수 있도록 돕는 것이다(병증마다 위열이 어떻게 몸을 힘들게 하는지는 2장에서 살펴볼 수 있다).

몸에 흡수되지 않는다면 소화가 아니다

건강할 때 소화기는 우리 몸에 들어오는 음식에 맞추어 알맞은 소화액을 분비한다. 사람은 음식을 소화하고 흡수시킬 수 있도록 몸에 들어오는 음식에 맞추어 소화기의 상태를 변화시키는 능력을 가지고 있다. 사람의 몸은 어떤 음식을 섭취하고 소화·흡수 과정을 거치고 나면, 다음에는 같은 음식을 먹었을 때 어떤 방식으로 소화하고 흡수해야 할지 배우게 된다.

예를 들면 고기를 안 먹던 사람이 어느 날 고기를 먹으면 단백질과 지방의 소화·흡수 기능이 준비가 안 돼서 복통이나 설사 등으로 고생할 수 있다. 그러나 한두 번 같은 음식을 먹다 보면 서서히 맛을 알게 되고 처음처럼 복통과 설사로 고생하는 일이 없어진다. 이것이 일반적인 과정이다. 그래서 전에 먹어봤던 음식을 먹으려고 하면 우리 몸은 어느 정도의 위산이나 소화액이 필요한지 알고 있기 때문에 바로 소화기를 조절해서 소화·흡수할 준비를 한다. 물론 정상적인 기능을 하고 있는 소화기의 경우에 그렇다는 것이다.

그런데 정상적인 소화 기능을 못하는 경우는 조금 다르다. 예를 들면 음식이 꺼려지거나 음식을 보기만 해도 구역질이 나오려고 하는 등 거부감을 보일 수도 있다. 이런 경우 몸은 정상적인 상태가 아니며 치료를 해야 한다.

흡수를 위해서는 알칼리 효소가 필요하다

인체를 구성하고 유지하는 재료는 음식에서 온다. 음식을 공급

받아서 사람의 몸으로 들어갈 수 있도록 흡수하는 기관은 어디일까. 보통 '소화시킨다'고 하면 위에서 음식을 잘 삭혔을 때 잘 소화된 것이라고 인식하는 경우가 많다. 하지만 음식의 영양분이 몸속으로 들어가려면 위의 소화 작용은 전체 과정 중 일부분에 지나지 않는다.

또 다른 걸 생각해 보자. 음식이 지나가는 통로인 위, 소장, 대장, 항문은 몸 안일까, 아니면 몸 바깥일까? 엄밀하게 말하면 음식이 지나는 통로는 몸 바깥이라고 볼 수 있다. 왜 그럴까? 음식이 지나가는 공간은 공기도 지나갈 수 있는 공간이다. 어린아이가 단단한 물체를 삼켰을 때 일정 시간이 지나면 대변으로 나온다. 이것을 보면 그 물체는 몸속으로 들어간 것이 아니라고 말할 수 있다.

사람은 수정란에서 세포분열의 과정을 거치면서 여러 기관으로 분화되는데, 소화기 또한 피부처럼 외부에 나타나는 장기들로 분화되는 외배엽에서 분화된 것이다. 다시 말해 소화기는 세포분열의 기원이 피부와 같다. 피부는 외부와의 경계이고 우리 몸을 지키는 첫 번째 방어막이기도 하다.

음식이 몸속으로 들어가는 과정을 간단하게 살펴보면 다음과 같다.

우선 음식을 입 속에 넣으면 침에 포함돼 있는 소화효소의 도움으로 혀와 치아가 음식을 으깨고 찢어서 잘게 만든 상태로 식도로 보낸다. 1차로 잘게 부서진 음식이 식도를 통해 위로 들어오면, 위는 위산을 분비해서 맷돌이나 믹서기처럼 음식을 삭힌다. 위산은 강산성이라 단단한 고형물만 아니면 웬만한 건 다 삭힐 수 있다. 위에서도 소화효소가 분비되기는 하지만 주된 역할은 음식을 삭혀서 암죽의 형태로 만드는 것이다.

이렇게 위에서 산성화된 음식은 담, 췌장, 십이지장에서 보내는 알칼리액으로 중화되어 소장에서 필요한 영양분을 골라 흡수하는데, 이 과정이 끝나야 음식이 몸속으로 들어갔다고 할 수 있다. 몸속으로 들어간 영양소는 간으로 이송되어 세포를 합성하는 등의 과정을 거친다. 이렇게 영양소를 제대로 흡수해야 인체는 뼈, 피부, 혈액 등의 구성물질을 만들고 인체를 유지하는 에너지를 만들 수 있는 것이다. 특히 성장기 아이들은 성장에 필요한 재료가 음식으로 반드시 공급돼야 세포분열이 정상적으로 잘 이루어진다. 이 과정이 원활하지 못하면 성장이 지체되기도 한다.

그런데 진짜 중요한 과정은 암죽 형태로 위에서 산성화된 음식이 소장으로 들어가기 전에 있다. 위에서 산성화된 음식이 우리 몸에 제대로 흡수되려면 알칼리성 소화효소로 중화시키는 과정이 필요하다. 이 역할을 하는 것이 바로 담, 십이지장, 췌장이다. 이 세 곳에서 소화효소가 충분히 나와 중성화되면 소장은 음식에서 필요한 영양소를 찾아내 몸에 흡수할 수 있다. 우리는 이것이 가장 중요한 소화의 과정이라고 보고 있다.

알칼리 효소에 의한 중성화 과정에서 문제가 생기면 장내 환경이 나빠지고 장의 다양한 기능이 원활히 이루어지지 못해 몸에 불편함이 생기기 시작한다. 가볍게는 방귀가 많아지거나 트림이 잦아지는 등의 증상부터 속쓰림, 설사, 변비를 비롯해 조금 더 진행되면 역류성 식도염, 위염, 과민성대장증후군 등이 나타날 수 있다. 이런 증상이 오래 되거나 반복되면 더욱 복잡해지는 양상으로 갈 수 있는데, 음식을 제대로 처리하지 못해서 간에 부담이 심해져 간 기능에 이상이 온다든지, 필요한 영양소를 흡수하지 못해서 생기는 근골격계의 기능 저하가 생길 수 있다.

많이 먹으면 아프다

요즘 아이들에게 알레르기비염, 아토피, 소아천식, 비만, 소아당뇨 등의 자가면역질환이 늘고 있다. 이러한 병증으로 고생하는 아이들이 매년 10% 이상씩 증가하고 있다는 얘기도 들려온다. 물론 성인들의 유병률도 점점 높아진다고 하지만, 진료 현장에서 보면 이런 질환으로 고생하는 아이들이 생각보다 훨씬 많아서 그 고통을 체감할 수 있다. 그동안 이런 질병의 원인으로 주목돼 왔던 것들이 환경적인 영향, 서구적인 식생활, 유전적인 요인 등이었다. 그런데 이 책을 쓰고 있는 우리들은 다른 각도에서 원인을 바라보고자

한다. 아이들이 이런 질환에 유독 취약한 것은 음식의 변화에 그 원인이 있다고 생각한다.

　1970년대로만 거슬러 올라가도 먹을 것이 부족해서 영양의 균형 같은 것은 신경쓰기 어려운 시절이었다. 이후로 경제가 발달하고 살림살이가 나아지면서 음식에도 변화가 시작됐는데, 그전에는 하루 세끼를 먹는 것만으로도 다행이었고 노동의 강도는 강해서 대부분의 사람들이 지금에 비하면 체중이 많이 나가지 않았다. 대부분의 사람들은 칼로리를 섭취한 만큼 소모시키고 있었고, 오히려 칼로리가 부족해서 고생하는 사람이 많았다. 기름 냄새는 명절 때나 돼야 맡아볼 수 있었고, 어쩌다 먹는 계란이 단백질 섭취에서 많은 부분을 차지했다. 대부분의 사람들이 단백질 부족을 식물성 단백질인 콩에서 흡수하던 시절이었다.

　이렇게 부족한 세상에서 자란 사람들의 장은 요즘과 달리 몸속 노폐물이 생길 가능성이 아주 드물었다. 아이들은 하루 종일 삼시 세끼 이외에는 군것질을 구경하기 힘들었고, 집안에서 놀기보다는 바깥에서 놀았다. 적게 먹고 많이 움직이니까 당연히 음식물을 먹고 몸에 여분의 찌꺼기가 생길 것이 없었던 것이다.

　그런데 요즘 아이들은 식사에다가 간식, 과일 등을 쉬지 않고 먹는다. 장 기능에 좋다며 우유, 요구르트 등의 음식도 많이 먹는다. 태어나서부터 너무 많이 먹고 있는 것이다. 한마디로 소화기의 처리 능력보다 많이 먹고 있다. 또 외부 활동보다는 실내 활동이 많아서 소모량도 예전에 비해 적기 때문에 몸에서 처리하지 못한 영양소는 노폐물이 되어서 몸에 부담이 될 수밖에 없다.

지금의 어른들은 소화기가 어느 정도 완성된 후에 거친 음식을 먹기 시작했기 때문에, 같은 음식을 먹어도 노폐물이 적게 쌓이고 질병으로 이어지는 경우가 아이들보다 많지는 않다. 그런데 장의 기능과 소화 기능의 발달이 미숙한 아이들이 어른들 먹는 음식을 따라서 먹으면 더욱 소화·흡수를 하지 못해 노폐물이 더 많이 쌓일 수밖에 없다. 그 결과 요즘 아이들에게 알레르기성 질환이나 난치성 자가면역질환이 증가하게 된 것으로 보인다.

지금 60, 70대 어르신들의 유소년기에는 의식주의 풍족함을 누리고 산 분을 거의 찾아보기 힘들 정도로 먹을거리가 부족했다. 죽을 많이 먹었고 쌀이 귀해서 밀가루로 만든 수제비, 칼국수 등을 하루 한두 끼는 먹어야 했다. 과거에는 인사가 "식사하셨습니까?"였던 적도 있었다. 오죽 못 먹었으면 안부인사가 밥 먹었냐는 것이 될 정도였을까. 그래서 예전 어른들은 잘 먹는 것을 보면 '복스럽다'고 하거나 못 먹는 것이 질병의 원인이라는 생각을 가지고 있다.

세상이 바뀌어서 지금의 현대인들은 과음, 과식을 염려한다. 다양한 성인병과 자가면역질환으로 고생하고 있고, 병원에 가서 진료를 받아도 딱히 치료 방법이 없는 난치병도 늘고 있다. 게다가 딱히 질병으로 진단받지는 않았지만 원인이 불확실한 불편함으로 괴로움을 호소하는 사람들도 있다. 이 책에서 우리는 그 원인으로 과도한 탄수화물의 섭취에 주목하고 음식치료를 저탄수화물, 고단백질, 고필수지방에 초점을 맞추고 있다.

현대인들은 몸이 필요로 하는 것보다 더 많이 더 자주 탄수화물을 과잉 섭취하기 때문에 소화기에 부담을 주어 각종 염증성 증상의 원인이 된다. 예전에는 못 먹어서 병이 되는 경우가 많아서 잘먹으면 병이 나았지만, 요즘은 과잉 섭취가 원인이 되어서 병이생기는 경우가 대부분이기 때문에 병을 고치는 데는 절식이 오히려 도움이 된다.

위산 분비를 촉진시키는 것이 소화기 치료에 있어 관건이었던예전과 달리, 지금은 위산 과다를 일으키는 음식들을 삼가는 것이치료의 핵심이 된다.

위산 과다의 시대,
췌장을 쉬게 하라

인체는 순환이 잘 되어야 건강하다. 음식을 잘 소화시키지 못해 만들어지는 찌꺼기, 즉 노폐물은 순환을 방해하는 요소가 된다. 산성 효소를 분비하는 위와 알칼리 효소를 내보내는 담·십이지장·췌장이 정상적인 균형을 이루어, 장의 흡수 기능이 제대로 돌아가면 몸에 노폐물이 생기지 않는다. 이 과정이 원활하면 소화가 잘되고 뱃속이 편하면서 몸에 힘이 나지만, 이 과정에서 문제가 생기면 몸에 여러 가지 불편한 자각 증상이 나타난다.

몸에 중대한 이상이 없다 해도 불편함을 느끼는 이유는 이 4대 소화기의 부조화에 원인이 있다고 본다.

위산 과다가 소화 불균형을 만든다

위의 기능은 크게 나누면 다음 3가지다.

첫째, 입을 통해서 들어온 음식이 식도를 통과한 후에 소화·흡수가 잘 될 수 있도록 위산을 분비해서 잘게 분쇄하는 역할을 한다. 둘째, 음식물에 섞여 있는 세균 등 몸에 해로운 것을 pH 1~2 정도인 위산으로 살균, 소독한다. 셋째, 단백질을 분해해서 작은 펩티드 형태로 만드는 펩신을 분비해서 소화를 돕는다.

위산이 분비되는 조건은 두 가지가 있다. 음식물과 관련된 경우와 스트레스 등으로 인해 미주신경이 자극을 받아서 위산을 분비시키는 경우가 있다. 사람마다 소화기의 상태가 달라서 어떤 사람은 위산이 부족한 경우도 있고, 어떤 사람은 위산 과다인 경우도 있다. 어떤 조건에서 위산이 과다 분비되고 적게 분비되는지 아직은 정확히 밝혀져 있는 것이 없는 상태다. 즉, 위산의 양과 산도(pH)가 어떤 루트로 결정되는지 아직은 과학적으로 알 수 없다고 한다.

다만, 스스로 몸 상태를 유심히 관찰해 보면 위산이 많이 분비되는지 아니면 부족한지 알 수 있다. 위산이 부족하면 음식을 삭히는 역할이 미진해서 소화시키는 데 시간이 많이 걸리거나 소화하기 어려운 음식을 먹으면 속이 답답하고, 복통 등의 소화불량 증상이 나타난다. 또 위산이 과다하면 음식을 잘 삭히기는 하지만 음식이 내려오는 통로인 식도를 자극해서 역류성 식도염 증상인 가슴 쓰

림, 신트림, 목의 이물감, 속쓰림, 가슴 통증을 유발한다. 위산 과다
는 위 스스로를 공격해서 속쓰림을 유발하는 미란성 위염이나 위
궤양을 일으키고, 심하면 십이지장에 영향을 주어 십이지장염과 십
이지장궤양을 유발하기도 한다.

이런 위의 기능에 직접적인 영향을 주는 것은 우리가 평소에 먹
는 음식이다. 음식은 위가 처리해야 할 대상이기도 하지만 어떤 음
식을 먹느냐에 따라 위에 변화를 일으키기도 한다. 예를 들어 '아침
사과는 금사과, 저녁 사과는 독사과'라는 말이 있다. 이 말은 사과
를 아침 식전에 먹으면 위산이 분비돼 소화에 도움이 되고, 잠자기
전에 사과를 먹으면 위산 분비로 인해 잠들기 전 속쓰림을 유발할
수 있어 좋지 않다는 이야기다. 사과의 시큼하고 단맛이 위산 분비
를 촉진시키는 것처럼 모든 음식은 위에 영향을 줄 수 있다.

이렇듯 하나하나 음식의 효능을 분별해 보면 사람에 따라 어떤
음식은 약이 될 수도 있고 어떤 음식은 병을 만드는 원인이 되기도
한다는 것을 알 수 있다. 음식은 조금만 관심을 가지면 스스로 통제
하는 것이 불가능한 일도 아니다. 내 몸 상태에 맞는 음식들을 파
악해서 혀만 좋아하는 음식을 먹을 것이 아니라 뱃속도 편안해질
수 있는 음식을 섭취하는 것이 바른 식습관이다.

위 기능에 영향을 주는 것으로는 음식 외에도 스트레스가 있다.
스트레스를 받으면 미주신경이 자극을 받아서 위산을 분비한다. 위

산의 분비는 음식물의 섭취를 유도하는데, 이때 군것질로 탄수화물을 섭취하면 뇌에 포도당이 공급되어 기분이 좋아진다. 이런 과정 때문에 스트레스를 받으면 "당 땡긴다"면서 군것질을 반복하는 사람들이 많은 것이다. 그러나 이것이 계속되면 비만을 유발하는 등 몸에는 더 큰 문제가 생겨버린다.

그런데 스트레스는 받고 싶어서 받는 것이 아니기 때문에 스트레스 노출을 자발적으로 조절하기는 힘들다. 다만 스트레스 해소를 먹는 것으로만 해결하지 말고, 운동, 명상, 심호흡 등의 방법을 찾아서 나만의 해소법을 만들어놓는 것이 좋다.

알칼리 효소를 내보내는 3총사 ① 담

담(쓸개)의 주된 기능은 간에서 생산한 담즙(쓸개즙)을 저장하고 농축하는 것이다. 음식을 먹기 시작하면 담즙은 보통 30분 내에 방출된다. 그러나 식사 시간이 길어지면 이때는 간에서 만들어진 농축되지 않은 담즙이 십이지장으로 직접 배출된다.

담즙은 pH 7.8~8.6의 알칼리성 액체이며, 위산에 의해 삭혀진 산성화된 음식을 중화시키는 역할을 한다. 담즙은 소화효소는 없지만 지방을 유화(乳化)시켜 췌장(이자)에서 분비되는 소화효소(라이페이스)의 작용을 활발하게 해준다. 결과적으로 지방을 용해시켜 장에서 흡수할 수 있게 한다.

지방은 우리 몸을 구성하는 중요한 성분이다. 담즙의 분비가 적어지면 지방의 흡수가 저하되고 이것이 인체를 약하게 만드는 원인으로 작용한다. 평소에 양질의 지방을 자주 섭취해서 지방을 분해하는 담의 기능을 활성화해야 한다. 그런데 현대인들은 탄수화물 섭취는 과다인 경향이 있는 반면, 좋은 지방(필수지방산)의 섭취는 오히려 부족해서 몸에 문제를 일으키곤 한다.

평소에 지방의 섭취를 꺼려 하면 담낭의 기능 저하가 생겨 육류를 섭취했을 때 소화기에 부담을 느끼는 경우가 생긴다.

알칼리 효소를 내보내는 3총사 ② 십이지장

십이지장은 소장을 세 부분으로 나누었을 때 위와 접하는 제일 앞부분을 말하는데, 약 25cm 정도의 길이로 길지는 않다. 소장은 영양소의 소화·흡수에 있어 가장 중요한 장기로, 소장의 제일 앞부분인 십이지장은 가장 많은 소화액이 모이는 곳이다.

음식물과 위액이 섞여서 만들어진 산성의 암죽 형태가 십이지장으로 넘어오면 알칼리 점액에 의해 중화된다. 그리고 음식물들은 알칼리성인 담즙액과 췌장에서 분비된 알칼리성의 각종 소화효소에 의해 장 점막에서 흡수될 수 있는 아주 작은 아미노산의 형태로 변화한다. 십이지장은 산도가 높은 위 내용물이 바로 넘어오는 부위이기 때문에, 위에서 음식물을 배출하는 시간이 너무 빠르거나 배출된 산을 중화시키는 기능에 문제가 생기면 위산에 의한 궤양이 생길 수 있다. 십이지장에서 제일 흔하게 생기는 질환이 위산을 충분히 중화하지 못해서 산성화된 암죽 형태의 음식물이 십이지장을 자극해서 생기는 십이지장궤양이다.

소장은 위에서 내려온 음식물들을 섞어주는 분절운동과 내용물들을 대장 쪽으로 이동시켜 주는 연동운동을 한다. 그중에서도 십이지장은 길이가 짧고 연동운동이 활발하기 때문에 위, 담, 십이지장, 췌장에서 만들어진 소화액의 산도를 맞추는 역할을 주로 할 뿐, 영양소의 흡수는 잘 일어나지 않는다. 다만, 칼슘과 철분은 십이지장에서 거의 대부분 흡수된다.

십이지장에는 대부분의 소화효소들이 모여들기 때문에 십이지장의 기능이 저하되면 소장에서의 원활한 영양소 흡수에 지장이 생긴다.

알칼리 효소를 내보내는 3총사 ③ 췌장

췌장(이자)은 소화효소와 호르몬을 분비하는 기관이다. 대부분의 장기는 외분비 기능을 가진 장기와 내분비 기능을 가진 장기로 나뉘는데, 췌장은 췌장액을 분비하는 외분비선과 당 대사에 관련된 호르몬을 분비하는 내분비선을 같이 가지고 있다.

외분비선에서 만들어지는 췌장액은 무색에 투명하며 1일 분비량은 평균 700mg이라고 한다. 췌장의 외분비액은 단백질 분해효소, 지방 분해효소, 탄수화물 분해효소가 있어서 모든 음식물을 소화시키는 데 주된 역할을 한다. 췌장액은 췌장 내에서 생성될 때는 불활성 상태로 있다가 음식이 들어오면 십이지장으로 들어가면서 활성화되어 소화효소로서의 역할을 한다.

한편 췌장의 내분비선에서 만들어지는 호르몬은 랑게르한스섬이라는 특수한 조직에서 분비된다. 랑게르한스섬은 α세포와 β세포 두 종류의 세포가 있으며, 각각 글루카곤과 인슐린이라는 호르몬을 분비해 당 대사를 조절하는 역할을 한다. β세포에서 분비되는 인슐린은 고혈당일 때 분비가 촉진된다. β세포는 포도당을 글리코겐이나 지방으로 변환시켜 식후에 상승되는 혈당을 조절하는 작용을 하며, 말초에서 포도당이 이용되는 것을 촉진시킨다. α세포에서 분비되는 글루카곤은 저혈당일 때 분비가 촉진되며, 간에서 글리코겐을 분해시켜 혈당을 상승시키는 작용을 한다.

다시 말해, 인슐린과 글루카곤은 혈당에 관여하는 호르몬으로 서로 반대 작용을 하며 생체 내에서 두 호르몬이 능동적으로 작용하면서 혈당을 일정하게 유지하는 역할을 한다. 글루카곤이 간에 작용하여 말초 조직(심장에서 먼 조직)으로 포도당을 내보내면, 인슐린은 말초 조직에서 포도당이 이용되는 것을 촉진시킨다.

탄수화물 과다가 췌장을 지치게 한다

　사람은 음식을 먹고 소화·흡수해서 에너지를 만들어낸다. 자동차에 비유하면 휘발유에 해당되는 탄수화물이 공급되어야 몸을 움직일 수 있는 에너지를 만들 수 있다. 휘발유는 필요한 만큼 공급돼야 하고 소모시키는 만큼 지속적으로 보충돼야 한다. 몸에서 이것을 조정하는 것이 췌장의 역할이다. 음식물을 너무 많이 섭취해서 혈중에 당분이 과하게 공급되면, 인슐린이 분비되어 남은 탄수화물을 지방으로 합성하고 혈당이 필요 이상으로 상승되는 것을 방지한다. 그리고 일정 시간이 지나서 에너지가 부족해지면 지방으로 변환시켜 놓았던 에너지를 글루카곤이 작용해서 에너지원으로 사용할 수 있도록 만드는 것도 췌장의 기능이다.

　췌장이 건강한 사람은 에너지가 항상 일정하게 잘 조절되기 때문에 항상 에너지가 넘치는 것처럼 보인다. 반면에 췌장의 기능이 저하된 사람은 항상 힘이 없다. 췌장의 기능이 제 역할을 못하는 당뇨 환자들은 배가 고프면 저혈당이라 힘들어 하고, 혈당이 너무 올라가면 고혈당이라 몸의 기능을 정상으로 유지하지 못한다.

　인체에 중요하지 않은 장기가 없지만 췌장은 일상생활을 하는 데에는 아주 중요한 역할을 하는 장기다. 특별한 질병에 걸리지 않았어도 항상 힘이 없거나 몸이 무거운 상태가 지속되고 활력이 없다면 췌장의 기능성 저하가 원인일 때가 상당히 많다.

췌장의 기능이 저하되면 다양한 증상을 느끼는데, 기본적으로 소화에 문제가 있어 속이 편하지 않기 때문에 식욕부진, 소화불량, 더부룩함 등이 생길 수밖에 없다. 그리고 혈당 조절을 못해서 쉽게 배가 고프고 목이 마르거나 소변을 자주 보는 고혈당의 증상이 생기기도 한다. 한편 저혈당으로 인한 무기력증, 어지러움, 가슴 두근거림, 빈맥(잦은 맥박), 감각 이상 등의 증상이 생길 수 있다.

탄수화물은 중독성이 있는데다가 현대에는 다양한 탄수화물 음식이 사람들을 유혹하기 때문에 배고프지 않아도 음식물을 자주 섭취해 문제가 된다. 위장은 삼시 세끼의 음식물을 처리하고 나면 나머지 시간은 충분히 쉬어야 한다. 그런데 잦은 음식물 섭취로 인해 위장이 자주 움직이면, 위산에 의해 삭혀진 음식을 중화시키느라 다른 장기들까지 움직일 수밖에 없다. 담낭이나 췌장의 소화효소는 위에 비하면 음식에 대한 능동성이 활발하지 못한 것으로 판단된다. 현대인의 탄수화물 과다 섭취가 췌장 등의 소화기에는 분명히 부담이 될 수밖에 없다.

우리가 이 책에서 제안하는 가장 이상적인 식습관은 소화기의 기능은 활발하되 너무 지치지 않고 항상성을 유지할 수 있도록 3대 영양소의 균형을 맞추는 것이다. 몸의 불편함을 느끼는 대부분의 현대인에게는 저탄수화물, 고단백질, 고필수지방의 식생활이 필요하다.

건강상식이
바꿔어야 한다

사람의 소화기는 음식에 의해서 변화된다. 예를 들어 맵고 짠 음식을 많이 먹으면 위벽이 자극을 받아서 위산 분비를 많이 한다. 이런 음식을 반복해서 먹으면 역류성 식도염, 위염, 위궤양, 십이지장궤양 등의 증상이 생긴다. 따라서 식단을 바꿔서 위산이 적당히 분비되도록 만들어주어야 한다.

위산에 따라 소화기에도 변화가 생길 수 있다. 위산이 부족한 경우에는 소화 기능의 저하가 나타난다. 이런 경우에는 먹은 음식을 삭히지 못해 소화불량 상태가 되어 일반적으로 체했다고 하는 증상이 나타난다. 이런 위산 저하의 증상이 반복되면 위하수나 위무력증 진단을 받기도 한다.

체질을 따지기 전에 체크할 것들

그런데 위와 장의 기능은 태어날 때부터 타고난 체질적인 요인이 중요한 것일까. 한의학에서 이제마 선생님의 사상체질론은 기존의 의학으로는 이해되지 않았던 다양한 문제점을 설명한 획기적인 이론이다. 사람의 체질을 크게 4가지로 나누어서 체질별로 맞는 음식을 찾아서 먹으면 건강을 잃지 않는다는 것이 사상체질론의 기본이다. 태양인, 태음인, 소양인, 소음인의 4가지 체질마다 각자 폐장, 비장, 간장, 신장 등 크고 작은 인체상의 병증과 성품이 있다고 규정하고, 이것을 파악해서 미리 조심하거나 질병을 치료하고자 시도하는 이론이다. 이것은 기존의 의학에서는 생각지도 못했던 발상이었다.

하지만 사상의학은 어렵고 난해해서 그것을 일반인들에게 쉽게 설명하려고 하다 보니, 이런 체질은 이런 음식을 먹으면 좋고 저런 체질은 저런 음식이 나쁘다는 결론적인 것만 회자되고 있는 실정이다. 체질을 구분하는 방법도 체형이나 품성 등을 기준으로 구분하다 보니 정확하지 않고 애매하거나 여러 가지로 오해의 소지가 많다. 게다가 모든 이해하지 못하는 현상을 모두 체질 탓이라고 설명하는 오류를 만들어내기도 했다.

사상체질 중에 보통 태음인과 태양인, 소음인과 소양인은 각기 반대의 체질을 가지고 있다고 알고 있다. 여기서 '반대'라고 하면

1부터 100까지의 범위가 있다고 가정했을 때 소양인은 1 근처에 존재하고 소음인은 100 근처에 존재하는 것으로 생각한다. 하지만 실제로는 45 정도의 위치와 55 정도의 위치에서 반대편에 존재한다고 이해하는 것이 맞다. 체질이 다르다는 것은 인체의 작용기전이 다름을 설명하고자 하는 말이지 완전히 정반대에 존재한다는 것이 아니다.

그렇기 때문에 몸에 문제가 있는 경우만 아니라면 보통 때 먹는 식생활에서 체질별로 크게 달라질 건 없다. 영양의 균형이 잡힌 좋은 음식을 골고루 적당량 과식하지 않고 먹으면 대부분의 사람은 큰 탈이 안 날 것이고, 소화기와 장에 부담이 되는 음식을 먹거나 좋은 음식이라도 과식하면 체질과 관계없이 문제를 일으키는 법이다. 장의 기능성이 정상적일 때는 체질에 구애받지 않고 좋은 음식을 섭취하는 것이 좋고, 몸이 아프거나 병에 걸렸을 때는 소화기와 장의 상태를 살피고 병의 원인과 증상을 판단하여 음식을 조절해주는 것이 치료를 위한 최선이다.

한 가지 음식을 너무 좋아해서 그것만 먹거나 균형이 깨진 음식을 지속적으로 먹어서 소화기와 장의 기능성이 저하되었을 경우에는 다양한 증상이 나타나는데, 심할 때는 알레르기 증상 등이 나타나기도 한다.

음식에 대한 선입견을 점검하라

　인체는 항상성을 유지하려고 노력한다. 그래서 일정량의 음식이 들어오면 소화·흡수의 과정을 거치면서 건강을 유지하려고 애쓴다. 항상성 관점에서 봤을 때 현대의 한국인들은 너무 과식을 하고 있거나 균형이 깨진 음식을 먹고 있는 경향이 있다. 탄수화물 위주의 식사나 간식에 치우쳐 있거나, 고기만 너무 많이 먹거나 고기를 전혀 안 먹으면서 생기는 부작용도 아주 많다.

　최근 한 보고서에 의하면 먹는 음식에 따라 장내 환경이 하루 정도면 변화가 생긴다고 한다. 이것은 우리가 평소에 조금만 관심을 가지면 몸이 변하는 것을 체험을 통해 쉽게 확인할 수 있다는 것이다. 예를 들어 처음 먹었던 낯선 음식이 맛도 없고 먹고 나서 속이 더부룩한 것 같았는데, 무슨 맛으로 먹는지 알 수가 없던 이 음식을 여러 차례 먹다 보니 맛을 알겠더라 하는 경우가 있다.

　한의원에서 진료를 하다 보면 돼지고기를 못 먹는 분들을 의외로 많이 본다. 돼지고기를 먹으면 설사를 하거나 두드러기가 올라와 스스로 못 먹는 체질이라 생각하고 안 먹는다는 경우가 있다. 이런 경우는 특이한 체질이어서 그렇다기보다는 장의 기능 저하나 소화기의 기능 이상으로 인해 생겨난 병적인 현상인 경우가 대부분이다. 이런 분들은 일정 기간 치료 후에 돼지고기를 먹게 하면 전에 있었던 특이반응이 나타나지 않는 경우가 많았다.

음식에 대해 선입견을 가지는 사례는 의외로 많다. 케이블 채널이나 방송에서 노출되는 건강식품에도 그런 사례는 많다. 요즘에도 많은 사람들이 먹고 있는 '건강식품'이라는 것은 어디에서 나왔을까? 우선 민간요법으로 전해오던 것에서 변형된 것이 많고 한의학에서 사용하는 약재를 식용으로 변형해서 만들어진 것이 대단히 많다. 산수유, 흑마늘, 장어, 양파초절임, 도라지청 등 다양한 건강식품이 존재하는데, 이런 것들이 건강식품이라고 인정받은 이유는 무엇일까? 살펴보면 이런 식품들은 일반적으로 위산이 부족하던 시대에 위산 분비를 촉진시키는 데 도움을 주던 음식군들로 이루어져 있다. 신맛이 나는 재료이거나 삭히거나 구우면서 위산의 분비를 촉진시키는 조리 형태로 돼 있어서, 예전에 위산이 부족하던 사람들이 장복하면 소화기에 변화가 생겨 이것이 건강을 지키는 기본이 되도록 작용했다고 생각해 볼 수 있다.

그런데 이런 유행성 건강식품이 요즘 사람에게도 도움이 될까? 요즘은 위산 부족 증상인 사람들이 예전에 비해 많지 않다. 대부분의 사람들이 많은 음식을 먹고 있고, 그것을 잘게 부수기 위해 위에서는 위산 과다 증상이 일어나고 있다. 이것이 바로 몸이 불편하다고 느끼는 원인이다. 따라서 예전에 좋다고 하던 건강식품을 오랫동안 복용하면 대부분은 도움이 되지 않는다. 오히려 위산 과다 증상으로 인한 고통을 더욱 심하게 만드는 경우도 흔하게 볼 수 있다.

건강식품도 각자의 소화기 상태에 따라 맞는 것을 찾아서 먹는 것이 정답이다. '한번 먹어보고 아니면 말지' 하는 식으로 먹는 것보다는 자신의 몸 상태를 충분히 고려해서 선택해야 하는 것이다.

현대인에게 영양의 균형이란

건강을 유지, 관리하는 데 필요한 영양소를 살펴보면 단백질, 지방, 탄수화물이 가장 중요한 3대 영양소이고, 여기에 비타민, 미네랄을 더하면 5대 영양소라고 부른다. 건강을 유지하기 위한 영양의 균형이 잡힌 식사란 어떤 것을 말하는 걸까. 과거와 달라진 현대인들의 식생활 패턴을 감안해 우리는 이 책에서 저탄수화물, 고단백질, 고필수지방의 식사를 권하려고 한다.

현대인들은 과거에 비해서 단백질과 지방의 섭취가 많이 증가해서 전보다 근골격이 튼튼해진 것으로 보인다. 하지만 탄수화물의 섭취는 덩달아서 너무 급격히 증가했고, 과도한 탄수화물의 섭취는 포화지방의 증가를 유발해서 각종 성인병의 원인이 되고 있다. 또 탄수화물이 포화지방으로 합성되는 과정 중에 생기는 중성지방이 너무 많은 것도 문제다.

지방은 포화지방과 불포화지방으로 구분되는데, 평균 3:1 정도가 제일 이상적인 것으로 알려져 있다. 하지만 현대인들은 포화지방을 너무 많이 섭취하거나 불포화지방(필수지방산)을 너무 적게 먹어서 건강에 아주 많은 문제를 일으키고 있다.

필수지방산은 몸에 중요한 역할을 한다고 알려져 있는데, 가장 중요한 것은 세포막을 만들고 체내의 대사 과정을 통해 중요한 물질을 합성하는 것이다. 필수지방산은 호르몬을 만드는 재료이기 때문에 몸의 항상성을 유지하려면 꼭 필요한 성분이다.

필수지방산은 오메가 3와 오메가 6로 나뉜다. 오메가 3는 혈관을 청소하고 오메가 6는 혈관을 두껍게 한다고 한다. 둘 사이의 이상적인 비율은 1:4 내지 1:6 정도이지만, 현대인들은 1:12 정도로 먹고 있어서 이 또한 문제로 지적되고 있다.

40대가 넘어가면 매년 1%씩 근육량이 줄어든다는 통계가 있다. 근육은 우리 몸을 지탱하는 중요한 기관이기 때문에, 양질의 단백질과 양질의 지방을 매 식사 때마다 꾸준히 섭취하는 것이 필요하다. 좋은 단백질을 먹으려면 신선한 상태로 먹어야 하고 변성 단백질은 피하는 것이 좋다. 어떤 것이 소화기에 부담이 되는지 아닌지는 먹어보면 알 수 있기 때문에, 몸의 변화를 스스로 잘 관찰해 보는 것이 좋다(좋은 지방과 좋은 단백질에 관한 가이드는 3장에서 다시 이야기한다).

운동량이나 육체노동이 많지 않은 현대인들에겐 소모시킬 수 있는 만큼의 적당량만 음식물을 섭취하는 것이 건강을 지키는 방법이다.

과일이
탄수화물 중독으로 이어진다

    현대인들의 건강관리 비결을 인터넷으로 검색해 보면 여러 가지가 나오는데, 그중 빠지지 않고 나오는 것 중 하나가 제철 과일을 충분히 섭취하는 것이다. 과일은 정말 몸에 유익한 도움을 줄까?

    사실 과일은 과당을 함유하고 있어서 탄수화물로 분류된다. 과당은 우리 몸에서 흡수하는 대사 과정을 살펴보면 곡류보다 부담이 더된다. GI지수(음식의 칼로리와 관계 없이 음식 섭취 후 소화되어 혈당이 상승하는 속도를 포도당 기준으로 산출한 지수)가 높아서 곡물보다 흡수가 빠르기 때문에 인슐린의 과다 분비를 촉진시키는데, '포도당 스파이크'를 유발하는 원인으로 작용할 수 있다. 이것은 공복 시 혈당과 식후 혈당의 차이가 큰 것을 말하는데, 탄수화물 중독을 만드는 원인이 되기도 한다.

저녁을 먹은 후 과일 한 접시 가득 담아 꼭 디저트로 먹어야 한다면 탄수화물 과다 섭취일 가능성은 아주 높다.

비타민 섭취를 위해 과일은 꼭 먹어야 한다?

과일에는 비타민이 풍부하게 들어 있기 때문에 꼭 먹어야 하며, 많이 먹을수록 좋다고 많은 사람들이 생각한다. 그런데 과일에 들어 있는 비타민은 소화되는 과정에서 위산을 만나면 거의 대부분 파괴되고 흡수되지 않는다. 과일은 필수지방산과 단백질이 부족한 식재료이기 때문에 아이의 경우에 과일의 단맛에 길들여져 과일로 식사를 때우려고 하면, 성장에 필수적인 영양이 부족해져 영양 불균형을 초래한다.

다시 말하지만 과일의 과당은 탄수화물의 일종이다. 순수한 과당의 감미도는 설탕이나 꿀의 1.7배나 된다. 과당은 위산 분비를 촉진시키기 때문에 과일을 먹으면 속쓰림을 유발할 수 있다. 과당은 포도당에 비해 장에서의 흡수율이 낮기 때문에 과일을 많이 섭취하면 장내 삼투압을 높여 설사를 유발하기도 한다. 또한 흡수되지 않고 대장까지 내려간 과당은 장내 세균에 의해 발효되는데, 이로 인해 설사나 복통을 유발할 수도 있다. 아이가 배가 아프거나 설사를 해서 병원에 가면 대부분의 의사들이 우유와 함께 과일을 먹이지 말라고 하는 데에는 그런 이유가 숨어 있는 것이다.

또 식후에 과일 후식을 먹는 습관도 좋지 않다. 식후에 과일을 먹으면 혈당이 급격히 상승한다. 이때 우리 몸은 기타 몸에 필수적인 다른 영양을 흡수하지 않으려고 하는데다, 급격히 높아진 혈당을 낮추기 위해 췌장에서 인슐린 분비가 더욱 증가한다. 이것이 결국 장기적으로 췌장에 스트레스를 주기 때문에 당뇨병의 발병 확률이 높아지는 것이다. 이런 과도한 인슐린 분비는 다시 혈당의 급격한 저하를 유발하는데, 이때 순간적인 저혈당 구간이 나타나고 이로 인해 무기력감, 피곤함, 나른한 증상 등이 나타난다. 그래서 다음 식사 때까지 참지 못하고 다시 간식을 먹는 악순환이 발생한다.

또한 과당은 포도당과 달리 우리 몸 대부분의 세포에서 직접적으로 에너지원으로 쓸 수 없다. 대신에 흡수된 과당은 간으로 이동해 대사 과정을 거치는데, 과도한 과당 섭취를 하면 혈중 콜레스테롤과 중성지방을 높여, 이로 인해 인슐린 저항성과 복부 비만을 야기하고 최종적으로 대사증후군으로 이어질 수 있다.

다이어트를 하는 사람 중에는 '과일은 살이 안 찐다'고 생각하는 사람들이 많다. 그래서 다이어트하는 기간에도 과일을 많이 먹고 다이어트를 안 할 때도 역시 많이 먹는다. 대부분의 과일 속에 많은 양의 과당, 즉 강력한 탄수화물이 들어 있는 것을 간과하는 것이다. 또 여성들 중에는 다이어트를 한다고 하루 종일 굶고 나서 '작은 케이크 한 조각쯤이야' 하면서 단숨에 먹어치우는 사람들도 있다.

밥과 빵은 물론, 케이크, 아이스크림, 초콜릿, 과일 등은 모두 다 탄수화물이며 다이어트를 방해하는 강력한 훼방꾼들이다.

아침에 먹으면 금사과, 저녁에 먹으면 독사과?

30대의 한 직장인 남성이 과중한 업무와 잦은 술자리 때문에 아침에 일어나기가 힘들다며 진료실을 찾았다. 웬일인지 최근엔 아침부터 속이 쓰리곤 했는데 지난밤의 과음이 원인일 거라 생각하며 금주를 결심하곤 했다. 항상 속이 더부룩해서 고생한다는 그에게 아침은 주로 무엇을 먹는지 물었다. 아침 먹을 시간이 없지만 항상 사과 반쪽과 우유를 꼭꼭 챙겨 먹고 출근을 한다고 한다.

건강 상식 중에 '아침 사과는 금사과, 저녁 사과는 독사과'라는 말을 들어본 적이 있을 것이다. 아침 식전에 먹는 사과는 위산 분비를 촉진해서 음식을 소화시키는 데 도움이 되고, 저녁에 자기 전에 먹는 사과는 쓸데없이 위산 과다를 만들어 속을 불편하게 만든다는 뜻이다. 이유를 알고 생활에 적용하면 도움이 될 수 있는데, 무턱대고 아침에 먹으면 좋고 저녁에 먹으면 나쁘다는 것으로 이해하면 건강을 해치는 지름길로 이어진다.

만약 아침식사를 안 하는 사람이 아침에 사과 한 개를 먹고 출근했다고 치자. 위산 분비가 음식의 소화를 돕기 때문에 아침 사과가 좋다는 것인데, 위산만 분비시키고 아침식사를 안 하면 오히려 몸속은 더 불편해진다. 위산 과다가 원인이 되어 발생하는 증상이 있는 사람은 아침 사과가 오히려 독사과가 돼버릴 수 있다.

조금 다른 관점에서 이야기해 보자. 사과에 들어 있는 과당은 탄수화물이기 때문에 먹을 것이 부족하던 시절에는 영양 섭취로 도움을 받을 수 있었고 아쉬운 대로 먹을 만한 음식이었겠지만, 먹을 것이 넘쳐나는 현재의 우리들에게 사과는 그리 추천할 만한 음식이 아니다. 과당은 자주 섭취하면 몸에 여러 가지 나쁜 영향을 주기 때문에 아침식사로 매일 사과를 먹는 것은 바람직한 선택이 아니다. 사과 껍질이 담즙 생성을 돕는 효능이 있다지만, 사과를 깎아서 껍질만 먹는 사람은 없기 때문에 그리 도움이 되지는 못한다.

또 아침식사로 바나나와 우유를 같이 갈아서 먹는 경우도 자주 볼 수 있는데, 이 경우엔 좋은 선택일까? 바나나를 먹으면 사과처럼 신맛이 강하지 않아서 속쓰림을 심하게 유발하지 않고 우유에 있는 단백질과 지방을 섭취하게 되니 소위 3대 영양소의 균형이 잡힌 식사라고 생각할 수도 있을 것이다. 그렇지만 하나하나 잘 살펴보고 생각해 보자. 역시 바나나의 과당은 우리 몸에 그다지 좋은 탄수화물이 아니다. 또 우유에 있는 유지방과 유단백은 대다수의 동양인들이 소화·흡수하기에 어려움을 겪는 음식이다. 결론은 누구에게나 추천할 만한 아침식사가 되지는 못한다는 것이다.

당도를 높인 과일이니까 최상품이라는 광고, 바나나는 탄수화물이 풍부해 아침식사로 좋다는 광고 등에 노출돼왔던 현대인들은 별 생각 없이 내 몸에 좋을 것이라 기대하며 아침식사 대용으로 과일을 선뜻 구매하기도 한다. 음식은 건강을 유지하고 생활하는 데 필요한 재료가 되지만, 개개인의 몸 상태를 고려하지 않으면 해가 될 수도 있고 심하면 질병을 유발하는 원인이 될 수 있다.

다이어트 등을 이유로 다른 건 일절 먹지 않고 과일로만 끼니를 해결하는 경우에도 문제가 있다. 첫째, 단백질과 지방의 공급이 부족해지면서 근육량이 줄어든다. 둘째, 과당의 지나친 공급으로 내장지방이 늘어난다. 셋째, GI지수가 높기 때문에 혈당 조절이 어려워져 췌장 기능에 부담이 생긴다. 넷째, 아이들이 단맛에 중독돼 다른 음식을 거부하기도 한다. 다섯째, 신맛 나는 과일이 위산 과다를 유발해 복통의 원인이 되기도 한다.

현대인의 몸 상태가 변해감에 따라 이제껏 알고 있던 건강 상식에도 업데이트가 필요해졌다. 건강 정보를 무작정 받아들이는 것보다 스스로 몸 상태를 잘 관찰해 보고 소화기의 상태를 고려해 식생활을 개선해야 하는 노력이 필요해졌다. 세상에 절대적인 상식이란 별로 없다. 경우에 따라 현명하게 대처하는 지혜가 필요하다. 과일은 무조건 좋은 음식이고 많이 먹어도 좋다는 생각은 버리는 것이 좋다. 잘 이해가 안 되면 과일을 자주 먹었을 때 나타나는 몸의 반응을 잘 느껴보고 살피는 것도 좋은 방법이다.

우유는
완전식품이 아니다

건강 유지를 위해서 꼭 먹어야 한다며 과일과 함께 가장 많이 권장받는 식품이 바로 우유다. 특히 소아나 노인에게 필요한 성분을 많이 함유하고 있다며 권장하는 경우가 많은데, 정말로 우유는 건강을 위해 꼭 필요한 음식일까?

우유가 대중화된 것이 약 40여 년 전이라고 보면 될 것 같다. 먹을거리가 풍부하지 못하던 시대였고, 단백질과 지방은 더욱 섭취하기 어렵던 시절이었다. 잔병치레를 많이 하거나 키가 작거나 살이 안 찌는 사람들은 귀했던 우유를 챙겨 먹는 경우가 당시에는 많았다. 그런데 우유를 먹으면 복통과 함께 설사를 하거나 심하면 구토 등의 증상으로 고생하는 사람도 많았다. 이때는 우유가 체질에 안 맞는다고 해서 몸에 좋다는 다른 음식을 찾아서 먹기도 했다.

최근에 우유에 대한 논쟁이 많아지면서 우유 때문에 배앓이를 했던 원인이 알려지고 있다. 간단히 설명하면, 배탈이 나고 알레르기가 생기는 사람들은 간에 유지방과 유단백을 분해하는 효소가 없다는 것이다. 동양인의 80% 정도는 이 유지방과 유단백을 분해하는 효소가 없다고 한다. 대한민국 국민 중에서 일부를 제외하면 우유는 잘 안 맞는 음식이라는 얘기다.

원래 우유는 송아지가 먹는 음식이다. 사람이 먹으면 다양한 알레르기 증상을 일으킬 수 있고, 유지방과 유단백이 분해되지 못한다면 아주 심각한 증상이 나타날 수도 있다.

최근에는 지방의 양을 줄이거나 뺀 저지방우유나 무지방우유가 시판되고 있는데, 저지방우유나 무지방우유는 우리 몸에 도움이 될까? 지방을 제외하고 우유의 다른 성분을 섭취하기 위해 꼭 먹어야 한다고 주장하는 사람도 많은데, 이것 또한 다소 과장된 측면이 있다. 특히 칼슘에 대해서는 너무 잘못 알고 있다. 우유에는 칼슘이 많이 포함되어 있기 때문에 우유를 먹으면 뼈가 튼튼해질 것이라는 것은 착각이다. 칼슘이 풍부한 음식을 먹으면 혈액이 산성화되고, 산성화된 혈액을 중화시키기 위해 뼈에서 칼슘이 빠져나오기 때문에 오히려 뼈는 더 약해진다.

골다공증이 많이 발병하는 나라를 살펴보면 대부분 낙농강국이라고 한다. 우유를 많이 생산하는 낙농국가라면 골다공증이 적을 것 같은데 오히려 그 반대다. 같은 인종인데도 우유를 안 먹는 중국인들은 골다공증이 별로 없지만 홍콩 사람들은 골다공증이 많다는 조사 결과도 있다. 결론적으로 우유를 먹으면 뼈가 튼튼해지고 골다공증을 예방할 수 있다는 이야기는 정확한 사실이 아니다.

한의학의 음식에 대한 이해

『동의보감』에서는 우유를 끓여서 먹는 것을 '타락죽'이라고 해서 노인의 보약이라고 했다. 우유를 끓이면 살균이 되고 이렇게 만든 우유는 영양이 부족했던 시대에 노인에게 단백질과 지방을 공급해 주어 아주 좋은 보약으로 추천했던 음식이다. 하지만 소아에게는 보약으로 권장되지 않았다. 소아의 경우 장의 기능성이 완전히 발달하지 못한 상태이기 때문에 영양분을 흡수하는 데 문제가 있어서 권장하지 않았던 것이라고 생각한다.

그러면 옛날에는 음식에 포함된 성분을 어떻게 파악했을까? 한의학에서는 신농씨라는 성인이 100가지 약초를 맛보고 죽을 고비를 넘겨가면서 약의 성질을 파악해서 저술한 『신농본초경』이라는 책이 있다. 한의학 서적 중에서도 바이블 중에 하나이다. 이렇게 경험으로 몸에 실험을 해서 정리한 정보를 비과학적이고 미개한 방법이라고 치부할 수 있을까? 오히려 이것은 아주 실증적이고 과학적인 방법이라고 말할 수 있다.

현대 과학은 분석학이 뛰어나서 발전이 많이 이뤄졌다. 그러나 아직도 현상계에서 일어나는 일들 중에 모르는 부분이 훨씬 많다고 해도 과언이 아니다. 음식으로 국한해서 살펴봐도 단백질, 지방, 탄수화물의 3대 영양소와 비타민, 무기질을 포함한 5대 영양소를 정의하고 각각의 기능을 찾아낸 것은 현대 과학의 발전에 의한 것이다. 아주 많은 도움이 된 개념이긴 하지만, 이것만으로 음식에 대한 전부를 이해했다고 할 수는 없다.

최근에는 무슨 무슨 효소가 발견되었고 이것이 어떤 역할을 한다는 논문이 새롭게 발표되는 것을 자주 볼 수 있다. 이런 결과물들이 많다는 것은 한편으로 아직도 연구해야 할 것이 많다는 방증이기도 하다. 반면에 한의학은 경험적 학문이면서 실증적이어서 실제로 먹어보고 반응을 보면서 이것을 다시 분석한 것이기 때문에 현실에 더 가깝다고 말할 수 있다.

음식에 대한 반응은 사람들이 대부분 비슷하지만, 개인의 소화 기능에 따라 느끼는 정도는 조금씩 다르게 나타난다. 같은 음식을 먹었는데 위에 부담이 돼서 고생하는 사람이 있고, 대장이나 소장에 부담이 돼서 고생하는 사람이 있다. 소화기에서의 부담은 잘 느끼지 못했는데 심한 두통이 오거나 어지러움증으로 나타나는 사람도 있다.

각자의 소화기 상태에 따라, 평소에 몸을 어떻게 관리했는지에 따라 증상은 달라질 수 있다. 그러므로 몸 상태가 항상 정상적으로 항상성을 유지할 수 있도록 평소에 자신의 건강 상태에 관심을 기울이는 것이 그만큼 중요하다. 사람은 몸에 맞는 음식을 스스로 느낄 수 있다. 몸에 맞는 음식을 먹으면 뱃속이 편하고 힘이 나고 머리가 맑아진다. 반면에 몸에 안 맞는 음식을 먹으면 가스가 차고 트림과 방귀가 잦아지고 팔다리에 힘이 빠지거나 머리가 맑지 않다. 혀가 좋아하는 음식을 찾기보다는 몸이 좋아하는 음식을 먹는 것이 건강을 위한 첫째 조건이다.

그동안 과일이나 우유가 고급 음식으로 간주되었다고 해도 지금도 여전히 무조건적으로 건강식품일 수는 없다. 『동의보감』에서도 우유를 타락죽으로 만들어 먹으라고 했던 것은 소화기 부담 때문이었던 것으로 보인다. 현대인들은 더 좋은 단백질과 지방을 선택할 수 있기 때문에 부작용을 일으킬지도 모르는 우유를 꼭 먹어야 할 필요는 없다.

어쩔 수 없이 대체식품으로 먹을 수밖에 없는 것이 아니라면 몸에서 부작용을 일으키고 알레르기를 유발하는 것은 아닌지 주의가 필요하다. 자신의 몸 상태를 파악한 후에 필요할 경우에만 먹는 것이 가장 좋은 선택이다.

유제품을 끊어야 하는 이유

미국의 저명한 의사인 마크 히먼은 '유제품을 끊어야 할 여섯 가지 이유'라는 제목의 동영상에서 유제품을 권하는 미국 농무부의 권고를 적극 비판했다. 그는 농무부의 권고 식품을 만드는 위원들 중에는 낙농업계 종사자들이 있고, 낙농업계에 고용된 로비스트들 또한 끊임없이 정책 결정에 자신들의 이익을 반영하고 있기 때문에 소비자들이 이러한 사실을 알지 못한다고 주장한다. 그는 미국 연방거래위원회의 유제품과 건강의 관계에 대한 조사를 인용하며 유제품이 뼈 건강과 골다공증 예방에 좋다는 증거는 없으며 유제품이 오히려 뼈의 손실을 초래할 수 있고, 전립선암과 심장질환, 과민성대장증후군의 원인이 된다고 말한다.

존 맥두걸은 우유 등 동물성 식품이 보통 사람들의 생각과 달리 건강에 해롭다고 주장한다. 우유가 칼슘을 공급하여 뼈를 튼튼하게 하고, 필수적인 단백질을 함유하고 있다는 것은 낙농업계가 자신들의 이익을 위해 개발한 논리라는 것이다. 그의 주장에 따르면, 유제품은 과도하게 많은 단백질과 호르몬, 에스트로겐이 함유되어 있으며 많은 양의 채소와 같이 섭취하지 않을 경우 각종 성인병의 원인이 될 수 있다.

결론적으로 유제품(특히 유지방이 많이 들어간 것)은 건강에 이롭다고 볼 수 없다. 포화지방과 불포화지방의 비율을 봐도 그렇다. 유지방은 포화지방산 65%와 불포화지방산 32%로 구성되어 있다.

유제품은 대부분 열량이 높다. 일반적으로 암소에게서 젖을 얻어 가공하지만 때때로 염소, 양, 낙타, 야크, 말과 같은 다른 포유류에게서 얻기도 한다. 임상의학의 세계적 권위자이자 하버드 대학교 교수인 월터 윌렛은 광범위한 조사 끝에 유제품과 관련한 미국 농무부의 권고를 한마디로 우스꽝스럽다utterly ridiculous며 다음과 같이 주장한다.

"우유가 골절을 예방하지 않고 오히려 증가시킨다. 유제품과 칼슘 소비가 적은 아프리카, 아시아 등의 지역에서는 골다공증 발생률도 낮았다. 칼슘은 사람들이 생각하는 것처럼 뼈를 보호해주지 않는다. 비타민D가 더 중요하다. 유제품 섭취는 암을 촉진하는 인슐린유사성장인자-1의 수치도 증가시킨다. 세계인의 75% 또는 4분의 3은 선천적으로 유제품 소화능력이 떨어진다. 이는 호모사피엔스의 역사에서 목축을 시작한 것이 1만 년도 되지 않는다는 사실에 기인한다. 유제품은 건강에 해로울 수 있다."

여러 가지 정보들을 종합해봤을 때 이 글을 쓰고 있는 우리도 우유가 완전식품이란 것은 잘못된 주장이라고 판단하는 것이 맞다는 의견이다.

현미를
많이 먹으면 좋다?

최근에는 건강식으로 현미밥을 드시는 분들이 많다. 현미란 쌀의 도정을 적게 해서 쌀겨 층과 배胚 부분을 남겨놓은 것이다. 백미보다 영양학적으로 비타민 B군, 식이섬유, 기타 여러 무기질이 풍부하고 단백질과 지방도 백미보다 많다. 또한 GI지수가 백미보다 낮은데, 현미에는 식이섬유가 풍부해 위장에서 소화되는 시간이 길어서 우리 몸에 탄수화물이 천천히 흡수된다. 따라서 췌장에서의 인슐린 분비가 서서히 증가하기 때문에 몸에 좋다고 인식되고 있다.

우리나라의 전통적인 쌀밥 위주 식사는 사실 영양 면에서 보면 빈약하다. 밥에 반찬 몇 가지와 국이나 찌개가 전부다. 여기서 우리 몸에 정말 필요한 필수지방산은 얼마나 들어가 있을까. 그렇다고 외식을 하면 영양의 질이 월등히 좋아지는가 하면 그것도 아니다. 스테이크, 스파게티, 햄버거, 피자, 설렁탕 등의 외식 메뉴에는 필수지방산이 얼마나 들어가 있을까. 사실 건강을 위해서라면 외식을 자주 하는 것은 불리하다. 외식 메뉴에는 건강의 최대 적으로 알려진 삼백三白 식품, 즉 흰 쌀, 흰 밀가루, 흰 설탕이 많이 사용되기 때문에 더욱 좋지 않다.

그러면 집밥으로 먹는 현미밥은 몸에 좋은 작용을 할까? 예전에는 나라에서 잡곡밥 먹는 것을 권장하면서 초등학교 교실에서 담임교사가 도시락을 잡곡밥으로 싸왔는지 검사하던 시절도 있었다. 잡곡밥을 먹으라는 의미는 쌀밥만으로는 부족한 다른 영양분을 보충하라는 것이다. 쌀밥은 기본적으로 고탄수화물이므로 쌀밥 위주의 식사로는 부족해지기 쉬운 단백질이나 지방 같은 다른 영양분을 보충하자는 데 그 의미가 있다. 따라서 가장 이상적인 잡곡밥은 단백질이 풍부한 콩과 필수지방산이 풍부한 견과류를 쌀에 섞어 만드는 것이다.

엄밀히 말하면 현미밥은 잡곡밥이라 말할 수 없다. 게다가 현미밥의 가장 큰 단점은 소화·흡수가 잘 안 된다는 것이다. 아무리 현미에 좋은 영양소가 많아도 우리 몸이 제대로 소화하고 흡수하지 못한다면 아무 의미가 없을 것이다. 현미밥을 지을 때 압력솥을 많이 이용하는데, 그 과정에서 비타민 파괴가 많이 일어나기도 한다.

현미는 통곡물의 대표명사라 할 수 있는 식품인데, 근래에는 통곡물이 장누수 증후군의 원인으로 작용한다는 연구 발표도 있어서 안심할 수만은 없다. 장누수 증후군은 자가면역 질환인 아토피의 원인으로 지목되기도 한다. 탄수화물의 소화 과정을 살펴보면서 다시 한 번 생각해보자.

탄수화물의 소화 ① 입 안

구강으로 들어온 전분·녹말starch이 1차적으로 저작(씹는) 작용으로 인해 분해된다. 전분을 잘게 부술수록 표면적이 넓어진다. 그렇게 되면 침과 쉽게 섞여 식도를 부드럽게 내려갈 수 있다. 침 속에는 아밀라아제amylase라는 소화효소가 함유되어 있어 이것으로 인해 전분을 짧은 덱스트린dextrin으로 만들며, 맥아당까지도 분해가 가능하다. 저작 작용이 많을수록 이러한 과정이 더욱 많이 일어난다. 그래서 전분을 오래 씹으면 단맛이 나는 것이다. 이렇게 구강에서 소화된 탄수화물을 삼키면, 약 7초에 걸쳐 25.4cm 정도의 식도를 통과한다.

탄수화물의 소화 ② 위에서의 소화

위액으로 전분을 분해시킨다. 음식물이 구강과 식도를 거쳐 위에 들어오면 음식물이 위벽을 자극하여 가스트린이라는 호르몬을 분비하는데, 이 호르몬은 염산의 분비를 조절하여 소화를 돕는다. 위액의 여러 가지 성분 중 하나인 염산은 pH가 약 2 정도 된다. 염산은 세균 번식을 방지하거나 위의 환경을 산성으로 만들기 때문에 아밀라아제에 의한 전분의 분해를 중단시키기도 한다.

위에서는 위액만이 소화 과정을 돕는 것이 아니다. 위의 연동운동으로 인해 음식물이 위액과 섞여 부분적으로 소화된 유미즙chyme이라는 반액체 상태로 만든다. 위 내벽을 둘러싸는 당단백질인 뮤신mucin은 위 내벽 세포의 자가분해를 방지하고 음식물을 부드럽게 하기도 한다.

탄수화물의 소화 ③ 소장에서의 소화

모든 형태의 탄수화물이 소장으로 들어오면 전분이 최종적으로 분해된다. 소장은 주된 흡수 장소이기도 하다. 소장 벽의 표면에는 융털이라는 매우 미세한 돌출부가 수백만 개가 나와 있는데, 이 융털은 소장 벽을 따라 유미즙이 있을 때 앞뒤로 흔들리는 형태로 자극된다. 소장은 이러한 연동운동으로 소화가 끝날 때까지 유미즙을 이동시킨다.

처음 유미즙이 십이지장으로 들어오면, 그 자극으로 인해 췌장액, 소장액, 담즙 분비가 촉진된다. 이러한 소화액들은 알칼리성을 띠고 있어 장 내부환경이 변화되는데 산성을 띠고 있던 유미즙이 중화되어 소장 소화효소의 최적 상태인 pH 7에 가까워진다. 결과적으로 흡수를 위해서 효율적인 소화·분해 과정이 일어날 수 있도록 장의 내부 환경이 변화되는 것이다.

탄수화물의 소화 ④ 대장에서의 소화

소장에서 소화·흡수되지 못한 식이섬유가 대장으로 이동되면 장내 박테리아에 의해 가용성 섬유소가 분해되어 유기산과 가스가 생성된다. 유기산은 대장벽 세포에서 흡수되며 불용성 섬유소와 기타 소화·흡수가 이루어지지 못한 물질들은 직장으로 이동되어 대변으로 배설된다.

탄수화물의 흡수

탄수화물은 소장에서 단당류의 형태로 흡수된다. 포도당의 흡수 속도를 100으로 하면, 갈락토오스는 110, 과당은 43, 만노오스는 19, 자일로오스는 15이다. 포도당과 갈락토오스는 융모의 흡수세포에서 나트륨과 함께 능동 수송으로 흡수되고, 과당은 촉진 확산으로 흡수된다. 이렇게 흡수된 포도당, 갈락토오스, 과당은 간문맥을 지나 간으로 간 후 에너지로 사용되거나 혈액의 혈당으로서 방출된다. 또는 글리코겐으로 생성되거나 지방으로 합성되는 과정을 거친다.

그러면 음식물에 따라서는 소화·흡수 과정에 어떤 특징이 있을까. 예를 들어 빵은 건조한 음식이라서 침과 잘 섞이기 힘들다. 침과 섞이지 않은 빵은 위를 거치고 십이지장에서 췌장의 아밀라아제와 섞이기 전까지 소화가 전혀 이루어지지 않는다.

국수는 대부분의 사람이 씹지 않고 삼키는데, 국수의 특성상 씹지 않고도 목으로 잘 넘어가기 때문일 것이다. 그러나 생각과 달리, 입에서 잘게 씹어서 부숴주고 침과 잘 혼합시켜 소화액이 닿는 면적을 넓게 해주어야 소화에 도움이 된다. 떡도 역시 딱딱한 음식이라서 입에서 잘 씹어서 잘게 부숴줘야 소화액이 닿는 면적이 넓어져서 소화에 도움이 된다. 죽도 국수와 마찬가지로 씹을 필요가 없어서 타액과 섞이는 기회를 잃어버리기 때문에 십이지장에 들어가서야 소화가 이루어진다. 너무 기력이 없어서 음식을 씹어 먹을 수 없거나 치아가 나빠서 음식을 씹을 수 없는 경우를 제외하고는, 밥을 잘 씹어 먹는 것이 죽을 먹는 것보다 소화에 더 좋다.

현미는 백미에 비해 영양소가 풍부하다. 그러나 아무리 영양소가 풍부해도 현미의 껍질이 부서지지 않는다면 소화액이 닿지 못해 소화가 안 된다. 현미뿐 아니라 모든 껍질이 있는 곡류(팥, 조, 수수, 옥수수, 귀리 등)는 십이지장으로 넘어가기 전에 껍질이 깨져야만 소화시킬 수 있다. 탄수화물의 소화는 이빨로 잘 씹고 입안에서 침과 잘 섞일 수 있는 시간을 주는 것이 소화에 도움이 되는 식사법이다.

돌 전에 시작한 이유식이
화근이 된다

　최근에 한의원에 내원하는 소아 환자들을 보면 우리들이 처음 개원했던 20여 년 전과는 많이 다른 것을 볼 수 있다. 20여 년 전에 내원했던 환자들의 주된 증상은 식욕 부진, 성장 부진, 코피를 자주 흘리거나 감기에 잘 걸리는 경우, 야뇨증 등이 일반적인 것으로 몸이 허약해서 생긴다고 알려진 병증들이 주종을 이루었다. 그러나 근래에 한의원에 내원하는 소아 환자들의 증상을 보면 좀 더 복잡하고 다양해졌다. 예를 들면 알레르기 비염, 아토피, 틱Tic 증상, 소아비만, 성조숙증 등이 주종을 이루고 있다. 심지어는 만성적인 두통과 구역질 등의 증상이 반복되는 아이들도 자주 볼 수 있다.

　이렇게 변화된 병증을 여러 방면으로 연구하다가 우리들이 내린

결론은 음식의 변화가 병증의 변화를 가져왔다는 것이었다. 특히 아이들에게 생기는 질환은 소화기 발달이 미숙한 시기에 일찍 시작한 이유식이 중요한 원인 중 하나라고 생각된다.

아이들의 소화 기능이 완성되는 시기는 만 5세다. 이때까지는 아이들에게 주는 음식에 세심한 주의가 필요하다. 예를 들어 만 5세 이하의 아이들에게는 여러 종류의 야채를 억지로 먹일 필요가 없다. 야채는 아이들의 미숙한 소화기에는 큰 부담으로 작용할 수 있고 소화기 발달에 방해가 될 수 있다. 또 아기들은 소화기 중에서도 특히 췌장이 미숙해서 영양분을 소화·흡수할 능력이 생기기 전까지는 모유를 먹여야 한다. 이유식을 소화할 정도가 되려면 보통 12개월은 돼야 한다. 너무 이른 시기에 이유식을 시작하면 음식이 소화기관을 지나갈 수는 있지만 완벽한 흡수를 할 수 없기 때문에 오히려 몸에 부담이 돼버린다. 첫돌까지 아기의 기본 음식은 모유나 분유만으로도 충분하다.

그런데 언제부터인지 요즘 아기들의 이유식 시기가 상당히 앞당겨져 있다. 수많은 육아 서적과 분유회사에서 나온 육아 정보 팸플릿을 보면 생후 4~6개월에는 반드시 이유식을 시작하라고 강조하고 있다. 이 책을 읽고 있는 성인 남녀에게 "여러분은 아기였을 때 언제 이유식을 먹기 시작했습니까?"묻고 싶다. 가능한 상황이라면 어머니께 물어보기 바란다. 대부분은 돌이 지나기 전까지 모유나 분유를 먹었을 뿐이고 돌이 지나면서 밥을 먹기 시작했으며, 이유식이라는 형태는 딱히 존재하지 않았다는 대답을 들을 수 있을 것이다. 과연 그것은 먹을거리가 부족해서 그럴 수밖에 없었던 것일까? 생후 4~6개월의 아기들은 이유식을 꼭 시작해야 할까?

흡수할 수 없는 음식은 노폐물이 된다

사람은 포유류에 속한다. 포유류는 태어난 후에 어미의 젖을 먹고 일정 기간 성장하는 특징을 갖고 있다. 포유류에게 젖이란 어떤 의미가 있을까? 젖은 어미가 먹은 음식이 이미 소화·흡수 과정을 끝내고 아기에게 전달되는 것으로, 스스로 먹이를 획득해서 소화·흡수할 수 있는 능력을 가지기 전까지 부모가 만들어주는 영양 공급원이다. 젖을 먹으면 아기들은 따로 영양을 분해하고 몸에 맞게 가공하는 소화 과정을 거칠 필요가 없기 때문에 바로 몸을 유지하는 에너지원이자 세포분열의 재료로 사용할 수 있다. 그래서 모유는 아기에게 최선이라는 것이다.

이유식은 분유에 영양이 부족하기 때문에 먹어야 하는 것으로 이야기되곤 한다. 분유를 먹는 아기들은 영양이 부족하기 때문에 생후 4개월부터 이유식을 먹이라고 엄마들은 권유받는다. 특히 철분이 부족하다며 소고기가 꼭 필요한 재료라고 추천하는데, 생후 4개월의 신생아는 이런 이유식을 정상적으로 소화해서 흡수할 수 있을까?

많은 사람들이 아무 고민 없이 그저 아이의 입으로 이유식을 넣어주기만 하면 식도로 넘어가면서 몸이 필요로 하는 영양을 알아서 흡수할 것이라는 생각으로 이유식을 먹인다. 아기들은 과연 이유식을 먹고 세포분열의 재료와 에너지원으로 사용할 수 있을까?

태어날 때부터 소화 기능을 아주 튼튼하게 타고난 소수의 아기들을 제외하면 6개월 전후로 이유식을 시작한 대부분의 아기들은 문제가 생기기 시작한다. 영양학적 측면으로 성분 분석을 해서 균형을 맞춰주면 아기들이 잘 먹고 잘 자랄 수 있을 거라 생각하지만, 그렇지 않다. 영양 균형에 대한 것은 성인을 기준으로 만든 것이 대부분이다. 신생아 기준으로 만든 것은 따로 없는 것으로 알고 있다.

또 아기들에게 빈혈 검사를 시키면서 혈액 속에 철분이 부족하다는 수치만을 근거로 빈혈이라고 진단하고, 소고기를 이유식의 필수 재료로 권유하기도 한다. 하지만 정말 빈혈이 심한 아이들이 많아서 소고기를 무조건 매일 꼭 먹어야만 하는지 궁금하다. 소고기가 빈혈에 도움이 되는 것은 맞는 얘기지만 특별히 어지러움을 느끼거나 두통, 가슴 답답함, 눈 밑의 다크서클, 입술의 창백함, 저성장 등이 동반되지 않는 한 아기들에게 소고기를 매일 먹여야 한다고 말하는 것은 너무 지나친 비약이다. 오히려 소화 기능이 미숙한 아기들에게는 부담만 줄 수 있다. 검사 수치만 보고 미리 겁을 먹고 부담스러운 소고기를 매일 먹이는 것보다는 아이들의 상태를 관찰하는 것이 우선돼야 한다.

아기들은 이유식에 들어 있는 소고기의 영양소를 몸에서 흡수하는 것이 힘들다. 돌 전에는 소화효소의 발달이 미흡하기 때문에 스스로 흡수하지 못하고 노폐물이 쌓이기 시작한다. 이런 노폐물을 한의학에서는 '담음'이라고 지칭한다. 한마디로 담음은 체내의 수액이 잘 돌지 못해 만들어지는, 병을 일으키는 물질이라고 이해하면 쉽다. 담음이 생기기 시작하면 외견상 눈가죽과 눈 밑에 회흑색이 나타난다. 요즘 말로 하면 '다크서클'이라 할 수 있다.

돌도 안 된 아이들이 '다크서클'이 생긴 경우를 보면, 처음에는 약간의 연홍색을 띠면서 나타나고 잠을 못 잔 것처럼 눈두덩이가 약간 부은 듯 보인다. 이런 아이들은 이유식이 몸에 아주 많은 부담이 되고 있다고 판단해도 좋다. 이런 아이들은 구취가 난다든지 잘 토하고 감기에 잘 걸리기 때문에 병원을 자주 드나들 수밖에 없다.

돌 전 아기가 아프면 이유식부터 중단해보라

진료 현장에서는 이유식을 시작하면서 아토피가 생기거나 감기가 빈발하고 비염 증상이 생기는 경우도 자주 볼 수 있다. 심하면 경기 등의 증상이 나타나기도 한다. 소아 환자의 엄마에게 이유식을 가능하면 천천히, 돌이 지나고 시작할 것을 권하면 간혹 너무 걱정하는 분들이 있다. 그럴 때는 아이의 건강 상태를 살펴보고 10개월 이후부터 시작하도록 권하기도 한다.

임신을 계획하고 준비하기 위해서 한의원에 내원하는 분들도 있다. 이 분들이 임신을 했을 때도 아기의 이유식은 돌이 지나고 시작하라는 당부를 한다. 최근에도 이런 사례가 있었다. 아기 때는 분유만 먹이다가 돌이 지난 후 이유식을 시작하도록 조언했는데, 아기 엄마는 잘 따라주었다. 꾸준히 아이의 성장을 관찰했지만 이 아이는 돌이 지날 때까지 영유아 검진과 예방접종 이외에는 병원을 방문한 적이 한 번도 없었다고 한다. 요즘에는 이런 경우가 흔치 않기 때문에 아기가 한 번도 아픈 적이 없다는 것에 부모님도 의아해할 정도였다. 또 돌 전 아이가 아파서 온 경우 우선적으로 이유식을 중단하게 하고 치료하면 경과가 대부분 좋았다.

돌이 되면 음식을 스스로 흡수할 수 있는 능력도 생기고, 음식을 입에 넣고 씹을 수 있는 치아 발달도 이루어져서 이가 6~7개 정도 나온 상태가 된다. 이때에도 바로 거친 음식을 먹을 수는 없다. 소화기의 형태는 어느 정도 갖추었지만 소화시킬 수 있는 기능성은 완전하지 못하기 때문이다. 그렇기 때문에 돌이 지나도 처음에는 쌀로 만든 미음 형태로 음식을 만들어서 먹이다가, 점점 고형물의 음식을 한 가지씩 첨가하면서 아기의 장 상태를 살펴보고 음식의 종류를 늘려주는 것이 좋다.

아기 때부터 소화기에 부담이 되는 음식을 먹으면 몸에 노폐물이 쌓이고, 이 노폐물은 몸에서 정상적인 대사 기능을 방해한다. 이런 상태가 오래 지속되면 각종 질환에 쉽게 노출되고 심해지면 치료가 어려운 난치 질환으로 가는 경우도 있다. 그렇기 때문에 아이에게 건강한 장을 만들어주는 것은 성장과 생활에 아주 중요하다. 성장이 잘 되면 튼튼한 골격과 근육, 인대가 만들어지고 어른이 된 후에도 살아가면서 자신감 있는 생활을 하는 기본 토대가 된다. 건강한 몸에 건강한 정신이 만들어지는 것은 수순이다. 몸이 아프면 마음이 편하기 쉽지 않다. 몸이 좋아지면 마음도 좋아지지만, 마음이 좋아져도 저절로 몸이 건강해지지는 못한다.

이유식을 안 먹으면 씹는 연습을 못한다고?

예전 어른들은 아이들이 먹을 음식을 입으로 씹어서 삭힌 다음에 아이들에게 먹여주곤 했다. 비위생적이라는 이유로 구강 내 세균 전염 등을 염려해 언젠가부터 금기시하긴 했지만, 아이들에게 소화·흡수할 수 없는 음식을 주는 것과 소화효소인 침으로 삭힌 음식을 주는 것이 각각의 장단점이 있다는 것만은 분명해 보인다.

생후 4~6개월에 이유식을 시작하라는 권장 이유 중에 하나는 이유식을 먹으면서 씹는 연습을 할 수 있다는 것이다. 그런데 이유식을 먹지 않아서 씹는 연습을 못했기 때문에 후에 음식을 섭취하는 데 지장이 생겼다는 경우를 아직까지 한 번도 본 적이 없다. 과거에 이유식이라는 것이 없이 대부분의 아기들이 엄마 젖만 먹고 영양분을 섭취했을 때에도, 돌이 지난 후 어른들이 먹여주는 밥알을 넘기는 데에는 전혀 지장이 없었다. 씹는 연습 때문에 이유식을 먹지 않으면 안 된다고 하기엔 근거가 희박해 보인다.

결론부터 말하면, 아기들의 소화기가 숙성되기 전에 이유식을 주는 것은 아기들에게 도움이 안 된다. 오히려 많은 아이들에게 아토피, 비염 등의 질병을 일으키는 원인이 되는 경우가 많다.

아기가 태어났을 때 가장 발달이 덜 된 장기가 바로 폐와 췌장이다. 과거에 백일잔치를 했던 이유 중 하나가 폐와 기관지의 기능 미숙으로 사망하는 영아들이 많았기 때문이다. 현대에는 위생 상태가 좋아져서 폐와 기관지의 기능 저하로 문제가 생기는 경우는 많이 줄었다. 그 대신 아이가 태어났을 때 가장 발달이 덜 된 췌장을 고려하지 않기 때문에 문제가 발생한다. 너무 이른 이유식을 하지 말라고 하는 것도 그 때문이다. 이유식을 아기가 소화시키려면 췌장이 제대로 작동해야 하는데, 췌장이 미성숙한 상태에서 이유식을 먹으면 아이들이 소화·흡수를 제대로 하지 못한다.

소화기는 입에서 시작해 위장에서 으깨고 소장과 대장으로 보내져 항문을 통해 바깥으로 나가는 하나의 관으로 이루어져 있다. 우리는 보통 위장에서 으깨주는 것만을 '소화'라고 부르는 경향이 있지만, 이것은 진정한 소화 작용이 아니다. 우리 몸 안으로 흡수되어 에너지원으로 쓸 수 있을 때 비로소 소화라고 말할 수 있다. 그 과정에서 가장 중추적 역할을 하는 것이 췌장이고, 특히 췌장의 외분비액은 핵심적인 역할을 한다. 돌 전에 이유식을 해도 아기는 음식을 먹고 충분히 흡수할 수 없기 때문에 좋은 영양물질이 될 수가 없다. 이유식은 어디까지나 보조일 뿐이며, 아무리 빨라도 생후 12개월에 시작하는 것이 좋다. 돌이 지나고 아기가 음식물을 소화시킬 수 있을 만큼 췌장의 기능이 성숙했을 때 시작해야 한다.

돌이 지난 후의 이유식

돌이 지나서 이유식을 만들 때에는 탄수화물, 지방, 단백질, 비타민, 미네랄(무기질)이 골고루 들어간 식단을 짜야 한다. 탄수화물로는 쌀이 좋고, 지방과 단백질은 필수지방산이 풍부한 돼지고기, 오리고기를 갈아서 이용하면 좋다. 비타민과 미네랄은 익힌 야채로 구성한다. 간혹 이유식이나 간식으로 달콤한 과일을 주는 경우가 많은데 아기에게 좋지 않은 선택이다.

단 음식은 특히 만 5세 이하의 아이들에게 치명적일 수 있다. 그 시기의 아이들은 부모가 주는 대로 모두 받아먹는데, 돌이 지나면 자기가 먹는 음식에 관한 주관이 생기기 때문에 자기 입맛에 맞는 음식만 먹으려는 경향이 나타나기 시작한다. 이유식을 시작할 때 과일이나 과즙을 병행하면 단 음식 위주의 식사로 집중될 가능성이 크다.

단 음식을 많이 먹기 시작하면 뇌는 항상 속게 된다. 식사를 하면 두 시간 정도 지난 후 최고의 혈당 수치가 되는데, 단 음식은 그보다 혈당수치를 더 오르게 만든다. 단 음식이 들어와 항상 고혈당 상태라면 우리에게 정작 필요한 단백질과 지방은 제대로 흡수하지 않은 채 그냥 내보내는 경우가 일어날 수 있다.

또 아이가 잠자기 전에는 뱃속을 비워야 소화기 성장 발달에 부담이 없기 때문에 오후 5시 이후에는 이유식을 주지 않아야 한다. 만 3세까지는 분유를 먹이는 것도 좋다. 분유와 이유식 간격은 3시간이 좋고, 경우에 따라서는 아침과 점심 사이, 점심과 저녁 사이, 이렇게 분유를 2번 줄 수도 있다. 이때 분유는 분유통에 적혀 있는 권장량의 60%로 줄여서 먹인다.

고지혈증은
고기 때문에 생기는 게 아니다

중년의 환자분들이 건강검진을 받으면 상당히 많은 사람들이 고지혈증 진단을 받아들고 온다. 또 진단 결과에 따라 기름진 음식을 피하고 지방 섭취를 줄이라는 권고를 받는 경우가 상당히 많다. 이런 분들 중에 체중이 평균보다 조금이라도 많이 나가는 사람은 대부분 육류 섭취를 제한하려고 노력하는 경우를 자주 볼 수 있다. 그런데 대부분은 이렇게 노력해도 체중의 변화는 없고 몸만 여기저기 아프기 시작한다. '정말 나이를 먹나 보다' 여기며 자연스러운 노화 과정으로 받아들이고 마는 경우도 허다하다.

한의원을 방문한 분 중에는 "고지혈증이라는데 어떡하나. 평생 고기 한 점 먹지 않았는데 어떻게 하냐."고 하소연하는 할머니도 있었다. 정말로 고기를 전혀 먹지 않는지 확인할 바는 없지만, 고기 섭취를 제한하는 것이 정말 고지혈증을 해결하는 방법일까? 오히려 이 할머니 같은 경우에는 탄수화물과 식용유의 섭취량을 살펴봐야 한다. 고지혈증은 혈액 속에 지방이 많다는 뜻인데, 단적으로 말해서 탄수화물 과다 섭취와 나쁜 지방이 원인이다. 몸이 일상생활을 유지하는 데 필요한 탄수화물 양보다 과다 섭취를 하면 쓰고 남은 탄수화물이 지방으로 된다. 그 과정에서 혈중 지질이 증가한 현상을 고지혈증이라고 한다. 다시 말해, 고지혈증은 지방을 함유한 고기를 많이 먹어서 생기는 질병이 아니다.

고지혈증을 치료하는 방법은 탄수화물의 섭취를 적게 하든지, 탄수화물의 소비를 늘려주는 운동을 많이 하든지 둘 중 하나는 필수다. 고지혈증이라고 해서 육류를 피해버리면 좋은 지방인 필수지방산의 섭취가 줄어서 오히려 나이 들수록 중요해지는 호르몬이 불균형 상태가 될 수 있다.

매스컴에서 중년 남성의 건강을 취재하면서 보여주는 화면들을 보면 삼겹살로 회식하는 배 나온 회사원들을 비춰주는 경우가 많다. 고지혈증이 각종 성인병을 유발하는 중간 단계라는 멘트가 흘러나오기도 한다. 이런 방송을 자주 본 대부분의 사람들은 돼지고기 등의 육류가 중년 남성의 복부비만을 유발했다고 생각할 수 있다. 하지만 회식 장면에서 직접적인 문제가 되는 것은 고기와 함께 마시는 술이다. 영양가는 거의 없고 열량이 많은 술을 과하게 자주 먹고 운동을 안 해서 배가 나온 것이지 고기가 직접적인 복부비만의 주된 원인은 아니다.

건강 때문이라면 나이 들수록 고기를 먹어라

고기를 많이 먹으면 살이 찌고 건강에 해롭다고 생각하는 사람이 많다. 육류의 지방 때문에 그런 선입견이 생긴 것으로 보이는데, 육류의 지방이 모두 나쁜 것은 아니다.

지방에는 포화지방과 불포화지방이 있는데, 비만과 관련이 있는 것은 포화지방 쪽이다. 포화지방은 단단한 형태여서 체내에 들어오면 끈적끈적해져 혈행을 느리게 하고 각종 심혈관계에 문제를 일으킨다. 또 탄수화물을 만나면 비만을 유발하기도 한다.

그러나 필수지방산이라고 부르는 불포화지방은 세포의 구성과 건강 유지를 위해 꼭 필요한 영양소이다. 필수지방산은 몸속에서는 합성되지 않아 반드시 음식을 통해서 섭취해야 하기 때문에 그만큼 부족해지기 쉬운 영양소이기도 하다. 한때 건강을 위해서라며 저지방식 열풍이 불기도 했는데, 지방을 의도적으로 줄이면 필수지방산의 섭취가 줄어들면서 오히려 건강을 망칠 수 있다.

소고기, 닭고기와 같이 포화지방이 불포화지방보다 많은 육류는 제한적으로 먹는 것이 좋지만, 오리고기와 돼지고기는 불포화지방을 더 많이 함유하고 있기 때문에 좋은 지방의 공급원이자 훌륭한 단백질 공급원이 된다.

지방에 대한 오해 중 가장 큰 것은 흔히 지방을 비만의 주범으로 알고 있다는 것이다. 그러나 지방은 탄수화물이 있어야 지방세포에 저장될 수 있다. 탄수화물이 없다면 지방은 오히려 분해가 잘 되기 때문에 저탄수화물 고필수지방식으로 먹으면 다이어트에 큰 도움이 된다.

오히려 비만의 진짜 주범은 탄수화물 쪽이다. 탄수화물은 에너지로 쓰고 남으면 지방으로 저장하는 성질이 있어서, 필요 이상의 탄수화물을 먹으면 체내에 노폐물로 쌓여 비만을 비롯한 각종 질병을 일으킨다. 간혹 탄수화물을 많이 먹어도 살이 찌지 않는 체질이 있는데, 이는 인슐린이라는 호르몬에 반응하는 것이 일반인과 다른 경우다. 예외적인 경우를 제외하면 지방을 먹지 않았는데도 살이 찐다는 사람은 탄수화물을 많이 먹고 있는 건 아닌지 점검해 봐야 한다.

볶음밥을 먹어도
안 느끼할 수 있다

"튀김은 언제나 옳다." "신발도 튀기면 맛있다." 요리를 하는 사람들에게 간혹 듣는 이야기다.

기름으로 요리한 음식을 따뜻할 때 먹으면 고소한 맛 때문에 중독성이 생긴다. 반면 기름으로 요리한 음식을 먹으면 속이 더부룩하고 느끼해서 불편함으로 고생하는 경우가 많기 때문에, 대부분의 사람들은 경험상 기름진 음식은 몸에 좋지 않다고 생각한다. 여기서 꼭 짚고 넘어가야 할 것은 우리 몸에 불편함을 가져오고 문제를 일으키는 것은 주로 식물성 기름으로 요리한 것들이라는 점이다.

식물성 기름의 특징은 열을 가하면 트랜스지방으로 바뀌고 열량이 높아지기 때문에 몸에 여러 가지 나쁜 영향을 가져온다는 것이다. 트랜스지방은 몸에 좋은 지방HDL을 낮추고 몸에 나쁜 지방 LDL을 높여서 각종 성인병의 원인이 되는 물질이다. 식물성 기름으로 요리한 음식은 일정 시간 공기에 노출되면 산패되면서 소화기에 부담이 많은 음식으로 변질된다. 튀김이 공기와 접촉해 산화되기 시작하면 차가워지면서 고소한 맛도 덜해질 뿐만 아니라 눅눅해진 후 먹었을 때는 소화기에 더 많이 부담을 준다. 이때 위는 소화를 위해 더 많은 위산을 분비해야 하고 결국 위산 과다를 유발하는 원인이 된다.

튀김을 할 때 식물성 기름 중에서도 비등점이 낮은 올리브유를 사용해서 튀기면 아주 안 좋은 트랜스지방이 만들어지기 때문에, 튀김 요리에는 비등점이 높은 카놀라유를 사용하는 것이 소화기에 부담이 덜하다. 올리브유는 열을 가하면 나쁜 기름으로 바뀌지만 그대로 먹으면 필수지방산이 많은 양질의 지방으로 섭취할 수 있기 때문에 샐러드에 마무리로 뿌려 먹는 식으로 활용하면 좋다.

식용유가 트랜스지방이 된다

예전에는 나물 요리를 할 때 삶아서 된장, 고추장, 간장 등의 장류를 넣어서 무쳐 먹는 것이 대부분의 조리법이었다. 그런데 요즘은 나물 요리를 하더라도 삶아서 식용유에 볶은 다음 무치는 조리법이 대세인 듯하다. 이렇게 요리하면 고소한 맛이 증가해서 입에서는 맛있을 것이다. 하지만 열량이 높아지고 식물성 기름이 열을 받아 트랜스지방으로 바뀌기 때문에, 소화기에 부담이 되고 장에서는 노폐물을 만들 수밖에 없다.

현대에는 이런 음식을 어쩌다 한 번 먹는 것이 아니다. 가정에서 하는 요리에도 식용유를 이용한 요리법이 상당히 많이 쓰인다. 소시지를 먹을 때도 칼집 내서 끓는 물에 데쳐 먹기보다는 기름에 볶아 먹는다. 계란도 식용유를 두르고 후라이로 해서 먹는다. 그리고 밀가루와 식용유를 사용한 부침개, 전 등을 자주 먹는다. 이런 조리법으로 먹으면 소화기에 많은 부담이 된다.

동물성 기름을 사용하면 볶음밥도 안 느끼하다

2016년 한 방송의 여파로 고지방 다이어트가 유행을 타고 있다. 지방은 억울하다면서 사실은 탄수화물이 비만과 각종 질병을 일으킨 범인이라는 게 요지다. 항간에는 포화지방도 괜찮다면서 버터 커피를 마시는 등 고지방식에 열을 올리는 모습을 볼 수 있었다. 또 한편에서는 일명 '황제 다이어트'로 알려진 앳킨스 다이어트와 맥을 같이 한다면서 창시자인 로버트 앳킨스 박사가 동맥경화로 사망했다는 주장을 하기도 한다.

그런데 우리가 이 책에서 말하는 고지방식은 정확히 말하면 고필수지방식이다. 혈액에 끈끈함을 남길 수 있는 포화지방, 열이

가해져서 나쁜 지방으로 바뀐 것, 변성된 단백질과 변성된 지방은 멀리하고, 몸에 좋은 작용을 하는 필수지방산(불포화지방)을 매일 반드시 챙겨먹어야 한다는 것이 우리들의 주장이다.

자연계 식물에는 필수지방산이 풍부한 식물이 많다. 대표적으로 올리브 오일, 생들기름, 견과류 등에는 필수지방산이 많이 들어 있다. 이런 필수지방산이 하는 역할은 참 많다. 세포벽을 만드는 재료가 되어 세포분열을 할 때 튼튼한 세포를 만들어준다. 혈관 청소를 하기도 하고, 인체의 신호 전달에 중요한 역할을 하는 신경전달물질이기도 하다. 그리고 가장 중요한 것은 인체의 항상성을 유지시키는 호르몬을 만드는 주 재료라는 것이다. 따라서 필수지방산은 충분히 섭취해야 하는데, 요즘 사람들은 탄수화물은 과다 섭취하는 반면에 필수지방산은 오히려 필요량에 비해 아주 적게 먹는 경향이 있다.

견과류에 들어 있는 필수지방산은 몸에 좋지만 직접적인 열을 받으면 변성이 되기 때문에 땅콩, 아몬드 등의 견과류는 볶는 것보다 삶아 먹는 것이 좋다. 이런 식물성 기름이 열을 받아 바뀌는 트랜스지방은 구조적으로 살펴보면 필수지방산의 구조를 가지고 있는데 작용은 포화지방처럼 작용한다고 해서 변형된 지방이라는 뜻으로 이름붙여진 것이다. 이 트랜스지방의 특징 중 하나가 좋은 지방HDL을 줄이고 나쁜 지방LDL을 높이기 때문에 인체에 아주 해롭다는 것이다.

요리를 할 때는 맛도 중요하겠지만 입과 혀에만 행복한 조리법을 택하는 건 곤란하다. 그 전에 뱃속은 편안해할까, 한번쯤 생각해 보는 습관이 있었으면 좋겠다. 소화기에 부담되지 않고 먹으면 뱃속이 편안하고 몸이 가벼워지는 음식을 만들어 먹을 것을 권한다. 식물성 기름으로 요리를 하면 뱃속이 더부룩하고 포만감이 생기고 트림과 방귀가 많아지는 현상이 나타난다. 중국집에서 볶음밥을 먹고 나서 뱃속이 느글거리고 불편했던 경험이 다들 한 번쯤 있었을 것이다. 소화기에 부담이 되고 있다는 뜻이다. 가능하면 식용유는 치우고 열에 강한 동물성 기름으로 볶음 요리를 하는 것이 좋다.

동물성 지방을 추출해서 만드는 기름을 '라드'라고 부른다. 만드는 방법은 간단하다. 돼지고기나 오리고기를 구웠을 때 나오는 기름을 걸러서 얼음곽에 담고 냉동 보관해 놨다가 필요할 때 하나씩 꺼내 쓰면 된다. 라드유 만드는 것이 귀찮을 때는 정육점에서 돼지기름 모아놓은 걸 달라고 부탁해보자. 단골집이라면 한 뭉치 그냥 받을 수도 있다. 아니면 1천 원 정도 내고 구매하면 된다. 달군 후라이팬 위에 이걸 올려놓고 기름이 나오면 그것으로 볶음 요리를 하면 된다. 실제로 동물성 기름으로 볶음밥을 해먹으면 배가 아프지 않고 편안하다.

밀가루 음식 좋아하는데
먹으면 불편하다

밀가루로 만드는 면 요리는 비교적 짧은 시간을 할애해 조리할 수 있기 때문에 간단히 식사를 해결할 수 있다. 쌀이 모자라던 시절에는 수제비, 칼국수 등으로 한 끼를 넘길 수 있는 요긴한 식재료가 밀가루였다. 그런데 현대에는 맛 때문에 밀가루로 만든 요리와 간식이 점점 더 많아지고 다양해지고 있다. 밀가루는 현대인의 입맛을 사로잡는 대표적인 음식 재료 중 하나가 되었다.

반면에 밀가루 음식을 먹으면 속이 불편하다는 사람들이 점점 늘어나고 있다. 단맛과 고소한 맛을 낼 수 있고 쫄깃한 식감까지 더할 수 있는 식재료인 밀가루에 무슨 문제가 있는 것일까? 기존의 한의학 서적에서는 밀가루는 열을 풀어주는 음식이라고 설명하고 있어서 열이 과다한 현대인들에게 잘 맞는 음식 재료가 돼야 할 것 같은데, 오히려 밀가루를 먹으면 여러 가지 불편함이 나타나는 이유는 무엇일까?

과거에 먹던 밀과 지금 우리가 먹고 있는 밀은 품종이 많이 다르다. 게다가 진짜 문제는 글루텐이다. 사실 글루텐은 밀에 포함되어 있는 단백질의 한 종류인데 원래는 밀가루에 소량 포함되어 있는 성분이다. 여기서 문제라고 지적하고 있는 부분은 자연 상태의 통밀에 들어가 있는 글루텐이 아니라 밀가루를 분쇄하면서 추가로 첨가한 글루텐이다. 통밀을 빻아서 분쇄한 밀가루는 일정 시간이 지나면 변성이 돼서 냄새가 나고 맛이 없어지는데, 이것을 방지하기 위해 첨가하는 인공 글루텐이 문제다.

글루텐을 많이 넣으면 강력분, 중간 정도 넣으면 중력분, 적게 넣으면 박력분이라고 하는데, 글루텐은 밀가루의 점성을 높이고 요리했을 때 쫄깃한 맛을 내준다. 글루텐이 많이 첨가된 강력분으로 만든 여러 인스턴트 음식들은 다양한 간식의 주 재료로 쓰이는데, '엑소로핀'이라고 지칭되는 물질을 분비해 뇌에 중독성을 유발한다. 나도 모르게 습관적으로 밀가루 음식을 먹고 있다면 그것은 바로 글루텐의 중독성 때문이다.

이 글루텐은 입에서는 행복감을 주지만, 장 점막의 상피세포를 훼손하는 등 몸에는 좋지 않은 작용을 한다. 예전에는 거의 없었던

'글루텐 불내증'이 많아지고 있고, 크론병, 셀리악병 등의 난치성 질환이 늘어나고 있다. 인공 글루텐을 첨가한 밀가루 음식을 먹으면 평균 3일 동안 장 점막이 녹아내린다고 하는데, 장 점막이 손상되면 정상적인 영양소 흡수가 이뤄질 수 없다. 이로써 염증반응이 심해져서 셀리악병에 걸리면 글루텐 첨가 식품을 먹었을 때 복통과 설사가 그치지 않고 오랫동안 지속된다.

또한 밀가루는 GI지수가 높아서 흡수가 빠르기 때문에 살을 찌게 만들고, 탄수화물 중독을 유발해서 다양한 성인병을 일으키는 원인 중 하나로 작용할 수 있다. 밀가루에 대한 몸의 반응은 과거와는 그 양상이 다를 수밖에 없는데, 밀가루 음식을 전혀 안 먹고 생활하는 것은 현실적으로 불가능하다고 생각한다면 차선의 선택을 해야 한다. 글루텐을 인공적으로 첨가하지 않고 통밀을 제분해서 만든 음식이라면 상대적으로 영향을 덜 받을 것이다. 뱃속의 편안함을 위해서라면 아무거나 먹지 않는 습관을 가져야 한다.

밀가루 대신 전분을 쓰니까 괜찮다?

옥수수는 1492년 콜럼버스가 아메리카 대륙을 탐험한 이후 유럽으로 전해졌다. 그로부터 약 100년이 지나 임진왜란 이후에 중국을 거쳐 우리나라에 들어왔다. 숙종 때 발행된 중국어 통역서인 『역어유해』에는 "옥촉이라는 것이 있으니 잎 사이에 뿔처럼 생긴

꾸러미가 달렸고 속에는 구슬 같은 열매가 있어 맛이 달고 먹음직스럽지만 곡식 종류는 아니다"라고 했다.

우리 조상들에게 옥수수는 주식이 아니었다. 배가 고플 때나 어쩔 수 없이 먹는 형편없는 작물로 인식한 것 같다. 물론 강원도 산골 마을에서는 식량으로 먹었지만 대부분의 사람들에게는 곡식이 떨어져 먹을 것이 없을 때 먹던 구황 식물이었다.

TV에서 먹방이나 요리 프로그램이 유행하면서 중식 셰프가 전분을 이용해서 농도를 조절하거나 단맛을 올리는 장면을 본 적이 있을 것이다. 감자 전분이나 옥수수 전분 모두 탄수화물이기 때문에 위산 과다로 고생하거나 저탄수화물 식이요법을 해야 하는 사람에게는 모두 적합지 않은 식재료이다. 여기서는 특히 옥수수 전분에 대해서 알아보려고 한다.

옥수수 전분은 옥수수 녹말, 콘스타치cornstarch라고도 하는데, 특징은 점성이 감자 녹말에 비해 약하지만 안정성이 좋고 접착력이 강하다는 것이다. 맛은 달고 성질은 평이하다. 또 옥수수 가루에는 글루텐이 없다. 가볍고 부드러운 질감이 있고, 음식에 윤기를 내준다. 이 때문에 중식 소스에 많이 사용되고 있으며, 음식을 코팅하는 데 쓰이기도 한다. 주로 디저트 소스에 많이 이용되고 있다.

옥수수 전분은 소화효소 작용으로 소화액 분비를 높여 장의 연동을 활발하게 해주고 위와 장을 튼튼하게 만들어준다. 옥수수에 함유되어 있는 멜라토닌 성분은 항암 효과도 있다고 한다. 옥수수에는 리놀산 또는 불포화지방산이 있는데 이것은 혈중 콜레스테롤 수치를 낮춰주는 효능이 있으며, 비타민A, B, E가 함유되어 노화 방지에 좋다. 또 토코페롤 성분이 있어 피부미용에 좋다고 한다.

그런데 문제는 유전자 변형GMO 옥수수다. 유전자 변형과 종자 개량은 다른 것이다. 인류의 농사와 축산의 역사는 종자와 가축의 끝없는 개량에 의한 역사다. 단순히 말하면 농사를 지을 때 다음해에 뿌릴 씨앗으로 올해 재배한 작물의 종자 중에서 가장 실한 것만을 골라서 저장해서 사용하는 방식이다. 또 새끼를 많이 낳는 가축만 골라 번식용으로 사용하는 방식 같은 것인데, 이것은 인류가 원하는 유전자만 후대에 남도록 선별해온 것이다. 그러나 유전자 변형은 다르다. 종자 선별의 방식이 아니라 유전자를 조작해서 종자를 개량하는 것이다. 즉 인위적으로 유전자를 조작해 자연적으로는 발생할 수 없는 형질을 만들어내는 것이다.

일본에서는 'GMO(유전자 변형) 때문에 영구치가 없는 아이들이 늘고 있다'는 연구 결과가 나와 GMO는 가축 사료로만 사용하도록 엄격하게 관리되고 있다. 대만에서도 학교 급식에서는 GMO 식품을 사용할 수 없도록 법을 개정했다. 아이티 지진 참사로 천막촌에서 사람들이 굶주리고 있을 때 미국 몬산토 사는 475톤의 GMO 옥수수를 지원해 주었다고 한다. 그런데 진흙으로 쿠키를 만들어 먹을 만큼 굶주리고 있는 아이티 국민들은 이것을 모두 불태워 버렸다고 한다. GMO가 생물 다양성을 파괴하는 것은 물론이고 아이티 농업과 농민들까지 공격하고 있다는 것이 이유였다.

그런데 사람이 먹는 식용 GMO의 세계 1위 수입국이 어디일까? 한겨레신문 보도에 의하면 2014년 11월말 현재 207만톤의 식용 GMO가 국내에 들어왔고, 농업 분야 전문가들은 사료용이 아닌 식용 GMO의 수입량만 따지면 한국이 세계 1위 수입국이라는 분석을 내놓았다. 대부분은 대기업이 콩기름(식용유)의 원료로, 전분당의 원료로 가공해서 사용하며 GMO 사용이 표기된 건은 '0건'이다. 대부분의 사람들이 유전자 변형 옥수수를 먹고 있는지도 모른 채 가공식품의 형태로 먹고 있다는 얘기다.

후나세 슌스케의 『몬스터식품의 숨겨진 비밀』에 보면 유전자 변형 옥수수인 킹콘은 우리가 먹는 옥수수와는 맛이 전혀 다르다. 킹콘은 해충이 달려들지 않는데, 그 이유는 벌레가 먹으면 죽도록 유전자 조작을 하기 때문이다. "벌레가 달려들지 않으니 농약을 뿌릴 필요가 없습니다"고 말하지만 사실은 벌레를 죽이는 독소를 가진 유독성 옥수수라는 사실을 말하는 것일 뿐이다. '독을 가진 옥수수' 킹콘은 가공식품이나 의약품을 통해서 우리 입으로 들어온다. 콜라 같은 탄산음료의 단맛이나 아이스커피 등에 들어가는 시럽에도 킹콘이 들어 있을 가능성이 높다는 것이 저자의 주장이다.

떡은 밀가루보다
몸에 좋다?

간편하게 식사를 대신하거나 출출할 때 먹는 간식으로 떡이 있다. 밀가루보다는 쌀이 몸에 훨씬 좋으니까 소화 기능이 약한 사람들도 부담 없이 떡을 선호하는 모습을 자주 볼 수 있다.

예전에는 떡을 먹으면 소화가 잘된다는 이야기도 많았다. 위산 분비 기능이 저하된 사람이 많았던 과거에는 인절미나 팥고물이 있는 고사떡을 먹으면 소화에 도움이 되기도 했다. 하지만 현대인들의 대부분은 위산 과다인 경우가 많다. 위산 과다는 "생목이 오른다"고 표현되는 역류성 식도염을 심하게 만들거나 속이 쓰리고 더부룩하고 가스 차는 현상을 유발하기도 한다.

떡은 쌀로 만들어서 밀가루 음식보다 속이 편할 것이라고 생각해서 빵이나 과자보다는 떡을 선호하는 경우가 많다. 밥과 떡은 모두 쌀로 만들지만 밥은 바로 물에 끓여서 먹는 음식이기 때문에 아주 과식을 하지 않는 한 소화기에 부담이 심하지 않다. 하지만 떡은 쌀을 빻고 쪄서 만드는 과정을 거치기 때문에 점도가 높아져서 소화기에 부담을 주고 위산 과다를 일으키는 음식이 된다.

같은 재료를 가지고도 요리하는 방법에 따라서 몸의 반응은 다르게 나타난다. 떡은 이제 과거처럼 어쩌다 한 번 먹던 음식이 아니라, 수시로 아무 때나 먹을 수 있는 음식이 되었다. 쌀로 만든 떡이 좋은 음식이라고 세상에 인식되어 있을지라도, 이제는 얘기가 다르다. 떡을 먹었을 때 몸의 변화를 관심있게 지켜보고 대응할 필요가 있다.

탄수화물이 변성되면 위산 과다를 일으킨다

과거에 떡은 귀한 음식이었다. 명절 때, 제사 때, 잔치 때 먹는 귀한 음식 중의 하나였다. 과거에는 멥쌀이나 찹쌀을 밥을 하듯이 시루에 익혀서 절구로 짓찧어서 떡을 만들었다. 예전에는 설탕이 많지 않아서 대신 맛을 내기 위해 여러 가지 견과류나 곡류를 더해 만들었다. 쌀의 양으로 따지면 떡은 밥 먹는 양보다 한꺼번에 많은 양을 섭취하는 것이기 때문에 잘 익은 김치나 물김치, 동치미 국물과 같이 먹었다. 그래야 소화가 잘 되었기 때문이다.

그러면 현재 우리가 먹는 떡을 살펴보자. 먼저 재료가 멥쌀이든 찹쌀이든 빨리 익히기 위해서, 그리고 더 쉽고 편하게 떡을 만들기 위해서 밀가루처럼 가루를 만든다. 이때 좋은 식재료인 쌀은 산화가 되어 탄수화물이 변성된 채로 조리가 시작된다. 이미 산화되어 변성된 쌀이 소화가 잘 되기는 힘들 것이다.

그 다음에 맛을 내기 위해서 첨가하는 것이 있다. 대부분은 설탕을 첨가할 것이고, 더 나쁜 감미료를 넣는 경우도 있다. 게다가 설탕을 넣어도 너무 많이 넣는다. 맛이 없으면, 즉 달지 않으면 팔리지 않기 때문이다. 더 많이 팔기 위해서 '많은 설탕'은 필수다. 결국 피해는 설탕이 듬뿍 들어간 떡을 먹는 소비자에게 돌아간다. 예전에는 맛을 더 내는 방법으로 떡을 꿀에 찍어 먹었는데, 꿀은 단당류라서 이당류인 설탕보다 빨리 흡수되기 때문에 이것 또한 현대인에게는 권장되지 않는다.

떡을 만들 때 함께 첨가하는 각종 곡물들도 함께 살펴보자. 예전에도 사용했던 방법이긴 하지만 지금은 더 예쁘게 더 풍성하게 만들기 위해 각종 소화가 안 되는 곡류들도 많이 넣는다. 콩, 수수, 팥, 볶은 견과류와 더불어 원가 절감 차원에서 밀가루를 섞기도 한다. 문제는 첨가하는 것들이 모두 소화를 방해하는 것들로 구성된다는 것이다. 변성된 탄수화물인 글루텐을 첨가한 밀가루, 변성된 지방을 품고 있는 볶은 견과류(견과류는 삶아 먹어야 좋다), 각종 곡물들의 외피에 있는 섬유질 등이 더해지면 떡은 많은 위산이 필요한 음식으로 변해 버린다. 결국 열량은 많아지고 소화가 안 되는 대표적인 나쁜 음식이 되어 버린다.

현대인의 떡은 감미가 많이 됐기 때문에 맛있어서 물김치나 동치미 국물도 필요가 없다. 대신에 먹고 나면 배가 더부룩하고 가스가 차거나 답답하고, 때로는 머리가 무겁고 아프거나 몸이 무겁고 피곤해진다. 게다가 보통 때 먹는 밥보다 훨씬 많은 탄수화물을 먹는 격이 된다. 즉 과식이 되어 버리는 것이다. 떡이란 간식으로 먹는 경우가 많아서 더욱 문제는 심각하다. 주식보다 오히려 더 많은 탄수화물을 섭취하는 것이다.

소화란 구강 내에서부터 저작(씹는) 기능과 함께 침이 어우러져서 1차 소화를 시켜야 한다. 그런데 떡을 꼭꼭 씹어먹는 경우는 드물다. 떡이 1차 소화 기능을 거치지 않고 위로 내려가 버리면 배고파서 마구 먹는 것 같은 모양새로 폭식이 된다. 이것을 소화시키기 위해서는 더 많은 위산이 필요할 것이고, 과다 분비된 위산을 중화시키기 위해서 췌장은 더 많은 힘을 쓰고 혹사할 것이다.

앞서 말한 대로 가장 좋은 잡곡밥은 콩이나 견과류를 섞은 것이다. 소화가 잘 되는 떡을 먹고 싶다면 볶지 않은 견과류를 넣어서 필수지방산이 더해진 떡으로 만들어 먹기를 권한다.

트림은
소화가 잘 되는 현상이다?

누구나 음식을 먹은 후 바로 트림을 해본 경험이 있을 것이다. 아니면 탄산음료를 먹고 난 후 트림이 올라오는 것도 흔히 하는 경험이다. 트림이란 위장 속의 공기를 입 밖으로 내뱉는 행위를 말한다. 트림을 할 때 식도 괄약근이 떨리면서 '끄~억' 하는 소리를 내기도 한다. 이러한 트림은 일시적인 것이며 정상적인 일이다.

그러나 습관적으로 너무 많은 트림을 하는 사람들이 있다. 트림이 너무 많아서 불편하다거나 민망하다고도 한다. 트림이 자주 생기는 이유는 무엇일까? 소화가 잘 된다는 뜻으로 받아들여야 할까? 트림이 발생되는 것은 몇 가지 원인으로 정리할 수 있다.

첫째, 습관적으로 공기를 삼키는 버릇이 트림을 유발한다. 대부분 만성적으로 트림을 하는 사람들이 여기에 해당된다. 음식과 함께 공기를 삼켰을 때 아주 소량의 공기만이 위에서 소장으로 넘어가며 대부분의 공기는 다시 트림을 통해 밖으로 나간다. 공기는 위로 뜨는 성질이 있기 때문에 위 안에 있는 공기가 식도를 자극하며 트림으로 배출되는 것이다. 따라서 트림은 누워 있을 때보다 서 있거나 활동할 때 더 잘 발생한다.

우리는 식사하는 동안에도 말을 한다. 말을 많이 하면서 식사를 하면, 지나친 양의 공기가 위 속으로 들어갈 확률이 더 높아진다. 이럴 때는 음식을 되도록 입에서 천천히 충분히 씹어서 삼켜야 한다. 다시 말해 1차 소화에서 충분히 분해를 해서 위로 보내야 한다. 적은 양의 위산으로도 2차 소화를 할 수 있도록 말이다. 대인관계에서 트림이 고민인 사람이라면 식사할 때는 말수를 줄일 것을 권한다. 껌을 씹는 행위와 흡연도 공기의 섭취를 증가시키므로 자제하는 것이 좋다.

둘째, 위에서 가스가 많이 생산되는 음식이나 음료를 먹는 것이 원인이다. 여기에는 과식, 폭식이 포함된다. 트림을 많이 하는 사람들의 식습관을 자세히 살펴보면 한 번에 많은 음식을 삼키거나 너무 빨리 먹는 경향이 있다. 입에서 충분히 씹어줌으로써 1차 소화 기능을 발휘해야 하는데 그러지 못하고 그대로 위로 내려가 버리는 것이다. 결국은 위산이 더 많이 필요하고 위 안에서 가스 형성도 많아질 것이다. 생야채나 신과일, 그리고 사이다나 맥주 같은 탄산음료는 위 안에서 가스를 더 많이 만든다. 트림이 너무 잦아 고민이라면 이 책에서 위산 과다의 원인으로 언급한 음식들을 자제하고, 입 안에서 충분히 음식을 씹고 삼켜 위에 부담을 주지 않도록 천천히 식사하는 것이 도움이 될 것이다.

사이다, 콜라 등의 탄산음료를 먹고 트림을 하면 속이 좀 편해진다는 사람들도 많다. 이것은 위 안에 공기가 쌓여 답답함을 느꼈다가 탄산음료를 통해 트림을 하면 위 안의 공기가 배출되는 일시적인 효과일 뿐이다. 탄산음료는 오히려 더 많은 위산을 유발하므로 가스 형성의 원인을 만들 수가 있다. 한편, 젖당 분해효소 결핍증이 있는 경우 우유나 유제품 섭취 시 트림이 많이 나올 수 있다. 이런 경우 더부룩함이나 설사를 동반하는 사례가 많다.

셋째, 이미 발병한 위장질환 때문에 트림이 유발되는 경우가 있다. 위식도 역류질환, 위암, 위궤양, 십이지장궤양, 기능성 위장질환이 있는 경우 자주 트림을 한다. 이러한 질병이 있는 경우 흔히 트림 외에도 속쓰림, 울렁거림, 더부룩함, 답답함, 상복부 통증이 동반된다. 이미 소화 기능의 이상으로 발병된 질환이므로 이럴 때 트림을 한다는 것은 소화가 잘 되는 현상과는 관련이 없다. 필요 이상의 트림을 하거나 다른 증상들을 동반할 때는 병적인 증상으로 판단해야 하는 것으로, 원인이 되는 질환을 치료 받아야 한다.

무엇보다 좋은 음식이란 소화기에 부담이 되지 않는 음식이다. 또한 좋은 음식을 과하지 않게 먹으면 적절한 위산 분비로 소화는 잘 되고 가스가 찰 일이 없을 것이다.

만약 가스가 생겼는데 트림도 안 나오고 방귀도 안 나온다면 몸은 많이 괴로울 것이다. 심하면 복통이 생기기도 한다. 트림이 나오고 방귀가 나오는 것이 가스가 생겼는데 배출을 못하는 것보다 낫기는 하다. 하지만 끊이지 않는 트림이 사회생활에 지장을 주는 경우도 있는 걸 보면, 가장 좋은 건 몸에 가스가 잘 생기지 않도록 식습관을 바꿔서 트림과 방귀의 괴로움에서 벗어나는 것이다.

반복해서 얘기한 대로 식사 후에 속이 더부룩하고 트림이 나오는 음식은 위산을 많이 분비시키는 음식이다. 밀가루, 식물성 기름으로 튀긴 음식, 양념이 강한 음식이 가스를 유발하는 원인이 된다. 트림은 소화가 잘 된다는 증거가 될 수 없다.

식초가
소화에 도움이 된다?

식초는 살균을 목적으로 사용하기도 하고, 음식을 만들 때 식욕을 돋우는 재료로 한 방울씩 넣는 경우가 많다. 그러면 음식을 소화하고 흡수하는 데에도 식초는 도움이 될까?

신맛을 내는 식초는 몸속에 들어왔을 때 위벽을 자극해 위산 과다를 일으킨다. 속쓰림 증상에 시달리는 사람이라면 식초는 소화기에 부담이 될 것이다. 위산 분비가 적은 사람들이라면 식초가 소화기의 균형을 잡는 데 도움이 되겠지만, 위산 과다에 시달리는 대부분의 현대인에게 식초는 소화에 도움이 안 된다.

'웰빙 과식초'라고 홍보하면서 희석해서 마시는 식초가 한동안 TV 광고에 자주 등장한 적이 있다. 각종 비타민과 아미노산을 함유하고 있고 일반 식초보다 산도가 낮은데다가 희석해서 먹기 때문에 많이 먹어도 된다며 홍보하고 있지만, 자신의 몸 상태를 고려하지 않으면 약보다 독이 될 수 있다.

식초는 산성의 음식물이고 신맛이 강하기 때문에 침샘을 자극하여 침의 분비를 촉진시키고 위산의 분비를 돕는다. 따라서 위산 저하증의 경우에는 위산 분비를 촉진해서 소화가 잘 될 수 있게 해준다. 과거에 위산 분비가 잘 안 됐던 저산증 환자의 경우에는 식초를 먹으면 소화를 잘 시키는 데 도움을 받았다.

하지만 위산이 과다하게 분비되어 속이 쓰린 사람이라면 식초는 삼가야 한다. 식초는 위벽을 자극하여 위산 분비를 더욱 촉진시키기 때문에 역류성 식도염 환자나 위산 과다로 인해 가스가 차고 소화불량 등의 증상을 겪는 사람이라면 오히려 좋지 않다. 소화기에 더 많은 부담이 되어 증상을 악화시킬 수 있다.

예전 어머니들은 유부초밥이나 김밥을 만들 때 재료의 변성을 방지하고 맛도 좋게 한다고 해서 밥에다가 식초를 한두 방울 넣어서 만들기도 했다. 그러나 가족 중에 위산 과다로 인한 속쓰림, 복통 등의 증상으로 고생하고 있는 사람이 있다면 삼가야 한다. 자칫하면 소화기의 균형을 깰 수 있는 재료이기 때문에 주의가 필요하다.

맛에만 치중해서 식재료를 구성하다 보면 건강을 잃는 경우가

생기기도 한다. 입에 좋은 음식은 잠깐의 행복감을 주지만, 뱃속
이 편안한 음식은 하루를 편안하게 한다. 맛도 중요하지만 소화기
의 균형을 생각해서 요리를 만들고 음식을 선택해서 먹는 지혜가
필요한 시대다.

강한 양념이
디저트를 부른다

　감칠맛, 깔끔한 맛, 깨끗한 맛, 어우러진 맛, 시원한 맛 등 주재료
만 가지고는 맛을 내지 못하는 것이 있다. 약간의 양념이 들어갔을
때 우리는 여러 가지 표현들을 한다. 요리의 주재료를 빛내기 위해
서는 양념이란 것이 첨가되는 것이다. '약방의 감초'라는 말이 있는
데 감초의 역할을 하는 것이 바로 요리의 양념이라고 할 수 있다.

　그런데 우리가 외식할 때의 음식들을 살펴보면 주재료의 음식
맛을 돋보이게 하는 목적보다는 너무 많은 양념을 첨가해 양념이
주가 되는 경우도 있다. 달고 맵고 짜고 시고…… 강렬한 양념으로
혀를 자극하고 정신이 번쩍 들게 한다. 이 자극적인 양념들은 음식
에 풍미를 주는 것이 아니라 그저 단순히 입맛을 돋우는 재료로 변

질되어, 소화를 촉진하거나 부드럽게 하는 것이 아닌, 위에 자극을 주어 위산을 강렬하게 배출시키는 자극 요소가 된다. 심지어는 먹고 난 다음에도 뱃속이 불편해서 그 상태를 해소하기 위해 다른 음식을 더 먹어야 하거나 디저트를 먹게 만들곤 한다.

양념을 바꿔야 뱃속이 편안하다 ① 양파

한국인이 가장 좋아하는 양념은 무엇일까? 보통은 고춧가루나 마늘 등을 먼저 생각하는데, 우리들이 보기에는 양파를 우선으로 꼽을 수 있을 것 같다. 요리책을 한 권 구매해본 적이 있는데 거기서 거의 모든 요리에 빠지지 않고 들어가는 식재료로 양파가 있었던 것으로 기억한다.

양파는 기본적으로 매운맛과 단맛을 동시에 가지고 있는 식재료로, 일반적으로 양념이라고 생각하기보다는 야채에 가깝다고 생각해서 많은 사람들이 상시 사용한다. 양파를 생으로 먹을 때는 매운 맛이 강하게 나지만, 익히면 매운맛이 거의 없어지면서 단맛이 올라오기 때문에 요리하는 데 아주 좋은 식재료로 쓰인다. 그러다 보니 대부분의 요리에는 양파가 적게는 4분의 1개, 많게는 1개 정도의 과도한 양이 사용되는 경우가 많다.

그런데 양파는 야채 중에서도 탄수화물 함유량이 꽤 높은 쪽에 속한다. 단맛이 많이 난다는 점을 봐도 알 수 있는데, 양파를 많이 먹어도 괜찮을까?

양파가 몸에서 어떤 반응을 일으킬지는 먹어보면 알 수 있다. 양파를 조금 과하게 먹으면 속이 쓰리고 배에 가스가 차는 현상이 유발된다. 결국 위산 분비를 촉진시키는 음식이라는 얘기다. 양파도 마찬가지로 위산 저하증인 사람들에게는 좋은 작용을 하지만, 위산 과다인 사람에게는 안 좋은 음식이다.

나에게 적합한 음식인지는 스스로 먹어보면서 파악하는 것이 제일인데, 특정 식재료가 평소보다 많이 들어간 요리를 먹었을 때 몸의 변화를 잘 살펴보기 바란다. 양파가 들어간 요리를 먹은 후에 몸이 불편했다면, 똑같은 레시피에서 양파만 빼고 같은 요리를 만들어 먹어보면 된다. 이때 뱃속의 변화를 지켜보면 차이를 쉽게 알 수 있다.

양념을 바꿔야 뱃속이 편안하다 ② 고추

고추는 매운맛을 내기 위한 한국인의 대표적인 양념이다. 비타민 A와 비타민C가 다량 함유되어 있으며 살균, 살충 작용이 있어 식중독을 예방하기도 한다. 고추의 매운 성분이 바로 캡사이신인데, 문제를 일으키는 것도 당연 캡사이신이다.

매운맛이 혀를 자극하여 입맛을 당기지만 위를 자극하여 위산 과다를 일으키는 대표적인 원인이 된다. 게다가 매운맛을 상쇄하기 위해 과식, 폭식으로 이어지게 유도한다는 것이 더 큰 문제다. 우유를 먹어서 매운맛을 달래기도 하지만 순간적일 뿐 오히려 위산을 더 많이 배출하는 악순환이 된다. 매운 것을 먹으면 밥, 국수, 전분 등 매운맛을 달래기 위한 다른 음식을 더 먹게 된다. 결국 과식이나 폭식을 일으키는 것이다.

캡사이신이 헬리코박터 파일로리균을 공격해 위염을 억제한다는 실험 결과가 있지만 단편적인 이야기인 것 같다. 지방 축적을 줄이면서 지방연소를 촉진하여 체중을 줄이는 효과가 있다고 발표된 적도 있지만, 오히려 캡사이신의 매운 맛이 염증과 암을 유발하는 원인 단백질을 과하게 발현시켜 염증과 암세포를 증가시킨다는 보고가 있다.

양념을 바꿔야 뱃속이 편안하다 ③ 마늘

『동의보감』에 의하면 마늘을 대산이라 하여 성질은 온溫하고 맛은 신辛하다고 했다. 작용되는 장기는 비脾, 위胃, 폐肺, 대장大腸에 작용한다고 설명되어 있다.

마늘이 정력이나 원기를 보하는 강장제强壯劑라는 것은 고대 이집트 시대부터 알려져 있다. 기원전 2500년 무렵 만들어진 이집트 쿠프 왕의 피라미드 벽면에 새겨져 있는 상형문자에는 피라미드 건설에 종사한 노동자들에게 스태미너용으로 마늘을 먹였으며, 머리가 아프고 신체가 허약할 때 사용했다고 기록되어 있다. 한편 그리스에서는 마술을 푸는 약초로서 신성시되고, 호메로스는 오디세우스가 마녀 키르케의 주술을 푸는 데 이용했다고 했다. 이슬람권에는 에덴동산을 나온 사탄(샤이탄)의 왼쪽 발자국에는 마늘, 오른쪽 발자국에는 양파가 솟아났다는 전설이 있다.

이 외에도 뱀, 전갈, 역병을 물리치는 강력한 약초로서 오래 전부터 각지에서 이용되었다. 플리니우스(로마 시대)는 『박물지』에서 천연자석을 마늘로 문지르면 자력이 없어진다고 했고, 디오스코리데스는 『약물지』에서 뱀이나 미친 개에게 물렸을 때나 치통일 때 특효약이라고 하고 있다. 미국 『타임Time』지는 마늘을 세계 10대 건강식품으로 선정하였으며, 마늘은 그 자체로 먹어도 좋고 다양한 음식의 재료로 사용해도 좋은 기능성 식품이라 예찬하였다.

주로 양념으로 사용하던 과거와 달리 최근에는 마늘을 메인 식재료로 활용한 메뉴들이 많이 선보이고 있는데, 문제는 여기에 있다. 양념으로 사용돼야 할 재료가 주재료로 사용됨으로써 여기에 더 많은 양념이 더해지는 것이다. 무엇보다 위에 자극을 주어 위산 과다를 일으키는 작용이 문제가 될 것이다. 병증을 유발하는 다른 양념을 썼을 때와 비슷한 증상이 나타난다.

마늘을 잘 활용하려면 적은 양의 마늘을 요리 마지막 단계에 넣어 향을 즐기는 방식이 좋다. 아니면 물에 삶아서 사용하거나 동물성 지방(예를 들어 불포화지방이 많은 돼지기름)에 익혀서 복용하는 것이 좋은 방법이다. 이렇게 하면 마늘의 효능은 드러내면서 위에 자극을 많이 주지 않아 좋을 것이다. 돼지고기 삼겹살을 구워 먹을 때 그 기름에 마늘을 익혀 먹는 것은 좋은 선택이 된다.

양념을 바꿔야 뱃속이 편안하다 ④ 파

생파를 예쁘게 총총 썰어서 국물 위에 떨어뜨린다. 생파를 길게 썰어서 양념으로 무친 다음 튀긴 닭고기 위에 놓는다. 요리 위에 올려져 있는 파란 색의 파를 연상하면 입에 군침이 가득 고일 것이다. 식욕이 왕성하게 만들어지는 느낌이다.

파는 그대로는 향이 없지만 자르거나 조직을 파괴하면 효소가 작용하여 매운 성분을 함유한 방향芳香을 낸다. 이 매운 성분은 유화아릴 성분으로 열에 약하다.

『동의보감』에서 총엽葱葉(파 잎)은 헐어서 상한 자리에 풍사風邪가 침범했거나 물이 들어가서 붓고 아프면서 파상풍이 된 것을 치료한다고 했다. 총백葱白(파의 밑동)은 성질이 서늘하고 맛이 매우며 독이 없어서 감기로 추웠다 열이 나는 것, 중풍, 얼굴과 눈이 붓는 것, 후비喉痺(목이 붓고 아픔)를 치료하고 태아를 편안하게 하며 눈을 밝게 하고 간에 있는 사기를 없애고 오장을 고르게 한다고 설명했다. 여러 가지 약독藥毒을 없애고 대소변을 잘 나가게 한다고도 했다. 파는 대체로 발산시키는 효과가 있기 때문에 많이 먹으면 정신이 흐려진다고도 한다.

이처럼 파의 효능이 대체로 좋게 설명되고 있다. 파를 익혀 먹거나 발효를 해서 열에 약한 매운 성분인 유화아릴 성분을 없애고 먹으면 맛도 괜찮다. 맛을 내기 위해, 모양을 내기 위해 파를 소량 어우르는 경우는 무리가 없다. 문제는 많은 양을 사용할 경우이다. 생파의 매운 맛이 위에 자극을 주면 위산 과다를 더욱 부추기는 원인이 된다. 『동의보감』에서 많이 먹으면 정신을 흐리게 만든다고 한 것은 같은 맥락의 이야기일 것이다.

건강식품 챙겨먹고
200년도 살 사람이라고?

평균수명이 늘어나 80세를 넘어가는 세상이지만 건강연령은 65세 정도에 그치고 있다. 건강연령이란 질병 없이 약을 먹지 않고 생활에 불편함이 없는 연령을 말한다. 수명은 늘어나도 질병의 고통에서 벗어날 수 없는 것이 인간의 숙명이다. 그래서 덜 아프고 생활하는 데 불편함 없이 살고 싶은 사람들은 몸에 좋다는 식품을 구비해서 먹는다.

그들이 건강에 도움을 주는 식품을 선택하는 기준은 무엇일까? 아마도 대부분은 주변 지인들의 권유와 매스컴에서 나오는 광고성 기사들이 선택의 기준일 것이다. 건강에 도움이 됐다는 지인의 말을 무턱대고 믿고 아무 의심 없이 믿음을 가지고 꾸준히 먹기도 한다. 지금 건강식품을 먹고 있는 사람이라면 자신의 몸 상태를 지속적으로 점검해 줘야 한다. 그러나 대부분은 몸에 불편한 증상이 나타나도 미미하다면 별 신경 쓰지 않고 무시해 버리는 경향이 있다. 몸에 도움이 될 것이라고 믿으면서 스스로 건강을 지키기 위해 노력하고 있노라고 자부한다.

매스컴에 나온 정보를 따라해서 건강에 직접적인 도움을 받은 사람은 몇 명이나 될까. 건강식품 중에 몸에 도움이 되는 것은 몇 개나 될까. 관절에 좋다는 어떤 영양제는 한동안 어르신들이 상비약처럼 맹신을 해서 거의 모든 어르신들이 한두 번씩은 다 먹어봤을 거라는 얘기도 있었다. 해외여행을 다녀오면 부모님을 위해서 꼭 챙기는 선물 중 하나이기도 했다. 지금은 유행이 지나가 꾸준히 먹고 있는 사람은 거의 없을 정도가 되었는데, 최근의 임상실험 결과에 따르면 큰 도움도 안 되고 부작용도 적지 않다고 보고되었다.

한때 죽염 열풍이 불어서 죽염치약 등 죽염을 테마로 한 다양한 건강상품이 유행처럼 번진 적이 있다. 어떤 건강식품 회사는 "남자에게 참 좋은데~"라는 카피 한 줄로 엄청난 매출을 올리기도 했다.

수많은 건강식품들이 심리적으로는 도움이 되었을지 몰라도 실질적인 도움이 얼마나 되었을지는 확신할 수 없다. 진료 현장에서 진찰하다 보면 오히려 건강식품이 원인이 되어서 질병을 유발하는 경우도 간혹 볼 수 있다. 시큼한 산수유, 복분자 등으로 만든 건강식품은 이름만 산수유이고 복분자이지 성분 표시를 보면 각종 합성제제가 섞인 저급한 식품도 적지 않다.

홍삼 관련 제품도 많아야 10% 내외의 함유량에 나머지는 보존제와 저급한 수입 약용식물 등을 넣어 만든 것들이 보인다. 홍삼이 들어 있어 몸에 좋다면서 마치 고가의 한약제가 포함된 것처럼 광고하는 것들도 있는데, 건강을 담보로 이윤만 추구하는 식품은 몸의 상태를 해치기가 더 쉽다.

건강식품을 먹을 때도 우선 내 몸의 상태를 정확히 진찰한 후에 원인과 치료 방법을 찾고 거기에 맞는 것을 선택하는 것이 중요하다. "어디에 좋다더라" 하는 약장수 말은 소위 말하는 장사속일 수 있다. 의사의 진단과 처방을 받아 약을 복용하는 경우에도 몸의 변화는 자신이 잘 관찰하는 것이 좋다. 약물에 의해 생긴 부수적인 증상은 없는지 잘 살펴야 한다. 내 몸의 건강은 의사의 문제가 아니라 결국 나의 문제다. 의사가 다 알아서 해준다고 생각할 것이 아니라 내 몸에 대한 주체성은 내가 가져가야 한다. 건강은 약물이나 한두 가지의 건강식품으로 유지될 수 없다.

위산 과다를 일으키는 건강식품은 아닐까

현대인들이 흔히 먹는 건강식품은 어디에서 왔을까. 잘 보면 민간요법이라고 하던 것에서 변형된 것이 많고 한의학에서 사용하는 약재를 식용으로 변형해서 만들어진 것이 대단히 많다. 그러면 이런 것들이 건강식품으로 자리잡은 이유는 무엇일까? 간단히 말하면 먹어보니 이런 효능이 있더라 하는 사람들이 몸에 좋다고 주변 지인들에게 권하면서 전해진 음식들이다.

요즘 케이블 채널에 흔히 나오는 산수유, 흑마늘, 장어, 양파초절임, 도라지청 등 건강식품이라고 인정받은 것들을 살펴보면 위산이 부족하던 시절에 위산 분비를 촉진시켜 주던 음식들이 많다. 신맛이 나는 재료이거나 삭히거나 구우면서 위산의 분비를 촉진시키도록 조리된 형태다. 예전의 위산 부족 시대에는 사람들이 장복을 하면 소화기의 변화가 생겨 이것이 건강을 지키는 작용을 했다고 유추해 볼 수 있다.

그런데 이런 건강식품이 요즘 사람들에게도 도움이 될까? 요즘에는 대부분 위산 과다 증상으로 고생하는 사람들이 많기 때문에 예전에 좋다고 여겨지던 건강식품을 장복하면 오히려 불편함이 심해져 고생하는 사람들이 많다.

모든 음식은 자신의 소화기 상태에 맞춰서 먹어야 한다. 건강식품도 마찬가지로 사람의 소화기 상태에 따라 맞는 음식을 찾아 먹어야 하는 것이 정답이다. '한번 먹어보자 아니면 말고' 식보다는 성분 표시를 확인하고 잘 살펴보는 습관을 가지는 것이 좋다.

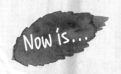

필수지방 섭취가 부족한 시대

지구상의 모든 생명체는 탄소(C) 분자를 기본 골격으로 하여 산소(O), 수소(H), 질소(N) 분자들의 결합체로 이루어져 있다. 이런 분자로 이루어진 물체를 유기체라고 하고, 스스로 단백질을 복제하면 생명체라고 한다. 생명체가 음식을 먹는 이유는 이런 분자들을 새로 섭취하기 위해서인데, 지방산Fatty acid은 3대 영양소 중에 지방을 이루는 분자이다. 지방산은 길게 생겨서 차곡차곡 쌓아놓기 좋은 구조이기 때문에 세포막으로 만들기 좋게 생겼다.

들깨와 같은 식물의 씨앗에는 불포화지방산이 많고, 소고기 같은 동물성 지방은 포화지방산이 많다. 불포화지방산은 구부정하게 생겼고, 포화지방산은 곧은 모양을 하고 있다. 불포화지방산과 포화지방산의 모양 차이는 이중결합의 유무에 있는데, 이중결합이 있는 것을 불포화지방산, 없는 것을 포화지방산이라고 한다. 이중결합이 있는 부위에서 굴곡이 생기기 때문에, 불포화지방산은 구불구불하고, 포화지방산은 일직선의 모양을 하고 있는 것이다.

어쩌다가 지방은 건강의 적이 되었을까

세포막은 불포화지방산, 포화지방산, 콜레스테롤이 어우러져 구성된다. 세포막의 유동성은 음식에 따라 변하는데, 포화지방산을 많이 먹으면 세포막에서 포화지방산이 차지하는 비율이 많아져서 세포막이 딱딱해진다. 그렇게 되면 세포의 대사가 비효율적으로 되어 건강이 나빠진다. 반대로 불포화지방산으로 이루어진 세포막은 훨씬 부드럽다. 호르몬은 마치 열쇠와 같은 역할을 하기 때문에, 그 생김새가 구불구불하게 생겼으며 불포화지방산을 재료로 하는 것이 유리하다.

불포화지방산(탄소수 16개 이상)은 다음 3가지 중 하나로부터 유도된다.

① 올레산(오메가 9, 이중결합이 1개)

② 리놀레산(오메가 6, 이중결합이 2개)

③ 리놀렌산(오메가 3, 이중결합이 3개)

이들 세 가지는 서로 전환될 수 없고, 대사되더라도 오메가 계열이 그대로 유지된다. 포유동물은 지방산의 오메가 9 위치에만 이중결합을 형성할 수 있기 때문에 올레산은 합성할 수 있지만 리놀레산과 리놀렌산은 합성할 수 없다. 리놀레산과 리놀렌산은 체내 합성이 안 돼 음식으로 섭취해야 하므로 '필수지방산'이라고 부르는 것이다. 아마 오메가 6와 오메가 3 지방산이 자연에 풍부하기 때문에 포유동물에게 스스로 합성하는 능력이 퇴화되었을 것이라고 말하기도 한다.

그런데 지방이 몸에 나쁘다는 인식은 왜 생겨났을까?

지방이 몸에 나쁘다는 인식은 가공식품이 발달하고 트랜스지방을 많이 먹게 된 이후부터 시작되었다고 보면 무방하다. 트랜스지방산은 튀긴 음식과 가공식품에 많이 함유되어 있는데, 불포화지방산에 수소를 불어넣어 이중결합을 없앤 지방산이다. 자연계에서 트랜스지방은 되새김질하는 동물의 위장이나 우유에서 소량 발견되는데, 인공적으로 만든 트랜스지방산은 포화지방산의 성질과 비슷하지만 인체의 건강에는 더욱 나쁜 것으로 밝혀져 있다.

포화지방산과 트랜스지방산을 많이 섭취하게 된 이유는 육식과 가공식품을 많이 먹기 때문이다. 가공식품을 피하고 자연식품을 선택하면 자연스럽게 오메가 3 지방산의 섭취비율은 높아진다. 또 과식을 하지 않으면 체내에서 생성되는 포화지방산도 거의 없어진다.

오메가 3 부족이 더 큰 문제

오메가 6 계열은 프로스타글란딘, 트롬복산, 류코트리엔 등과 같은 호르몬을 생산한다. 이런 호르몬들은 염증반응, 혈액응고, 위산분비를 촉진한다. 또 오메가 6 지방산은 성장, 피부, 생식, 적혈구 구조 유지에 중요하다. 오메가 6 지방산인 리놀레산은 식물의 씨앗과 초록채소에 많다. 식물의 씨앗에는 지방산만 있고 탄수화물은 없는데, 발아할 조건이 되면 필요한 지방산을 탄수화물로 전환시킨다고 한다(동물에게는 없는 능력이다).

예전에는 많이 부족하던 식물성 기름(특히 식용유, 참기름)을 현대인들은 너무 많이 사용하고 있기 때문에 오메가 6는 사실 우리 몸에 부족한 상태가 아니다. 체내에서 합성되지 않아 잘 먹어야 하는데도 그렇지 못한 오메가 3가 문제다.

오메가 3 지방산은 망막이나 중추신경계를 구성하는 세포막의 기능에 중요하다. 오메가 3 지방산인 리놀렌산은 생선에 많다. 오메가 3 지방산을 더 세분하면 들기름에 많이 함유된 리놀렌산과, 생선에 많이 함유된 DHA와 EPA가 있다. 계란에도 오메가 3가 많은데, 특히 식물과 곤충을 많이 먹인 닭에서 나온 달걀이 사료를 먹인 닭의 달걀보다 오메가 3를 많이 함유하고 있다. EPA와 DHA는 세포막에 함입되는 효율이 높아서 세포막을 안정화시키는 역할을 하고, 아라키돈산과 DHA는 영아와 소아의 두뇌 발달을 돕는다고 알려져 있다.

오메가 3 지방산 결핍 이론 중에 이런 것이 있다. 태고에 인류는 수렵생활을 하면서 생선이나 조개와 같은 음식을 먹었지만, 1만여 년 전부터 시작된 농경생활 이후로는 주로 곡식을 먹기 시작하면서 오메가 3 지방산이 부족하게 되었다. 이로써 호르몬 불균형이 생겨났고 현재의 인류는 오메가 3를 많이 섭취하지 않으면 안된다는 설이다.

　생태계를 순환하는 오메가 3 지방산의 근원은 미역이나 다시마에서 유래한다. 이것이 플랑크톤을 거치거나 직접 생선에게 전달되며, 특히 채식성이고 찬물에 사는 생선에 오메가 3 지방산이 많이 함유돼 있다. 또 넓은 거리를 헤엄쳐 다니는 생선은 바다 표면을 헤엄치기 때문에 하늘의 갈매기로부터 보호하기 위해 등이 푸른색으로 되었고, 바다 밑바닥에서 공격하는 적으로부터 보호하기 위해 배가 흰색으로 되었다. 꽁치나 고등어가 여기에 해당한다.

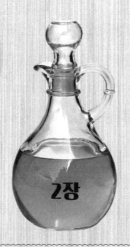

2장

현대인을 괴롭히는 불편한 증상들
"모든 건 음식에서 시작되었다"

몸에 이상이 왔을 때 음식의 개선 없이 약으로만 치료하는 것에는 한계가 있다. 두통, 속쓰림, 더부룩함, 가슴 통증, 공황장애, 불면증, 이명, 허리 통증, 어깨 결림 등의 증상은 모두 음식과 무관하지 않다.

"감기가 너무 오래 가요"
_반복되는 감기

만 4세의 남자 아이가 있었다. 감기가 2개월 이상 계속되는데다, 감기가 나을 만하면 다시 걸리기를 반복하고 있었다. 심하면 중이염 증상도 생겨서 양약을 계속 먹고 있었다. 콧물이 끊이지 않고 기침이 심한데, 병원을 다니면 조금 덜하고 양약을 중단하면 다시 심해지는 상태가 반복되곤 했다. 여기저기 병원을 전전해도 나아지지 않아서 민간요법을 시도하기도 했다. 배숙에 도라지를 넣어서 고아 먹거나 수세미를 달여서 먹는 등 다양한 방법으로 노력을 해봤지만 좀처럼 나아질 기미가 보이지 않았다.

이 아이에게 필수지방과 필수아미노산이 골고루 들어가 있고 소화기에 부담이 적은 '삼겹살 죽'을 추천하면서 한약을 처방했다. 또한 감기가 거의 다 나아갈 때쯤 식욕이 증진되는 시기가 있으니 과식은 반드시 피하고 영양소를 고루 갖춘 음식으로 소식을 시키도록 아이 어머니에게 당부했다. 다행히 아이와 어머니가 처방에 잘 따라준 덕분에 치료는 쉽게 끝날 수 있었다.

감기로 아파서 식욕을 잃었던 아이가 조금씩 먹기 시작하면 부모들은 그동안 못 먹었던 것을 다 먹이려고 애쓰는 경향이 있다. 그러나 이것은 감기를 다시 불러오는 원인이 된다. 탄수화물 과다 섭취를 자제하고 필수지방과 익힌 채소를 매끼 잘 챙겨 먹이면 치료 기간도 짧아지고 아이의 면역 기능도 향상된다.

"감기는 병원에 가면 일주일, 안 가면 7일"이라는 우스갯소리가 있다. 감기는 사실 치료약이 없다는 뜻인데, 바이러스는 변이 속도가 너무 빨라서 인간의 과학은 항상 뒤처질 수밖에 없다. 따라서 감기 치료는 증상에 따른 대증적 처방이 병원 진료의 전부이다.

감기는 면역력이 저하되어 생기는 질환이고 영양 부족이 면역력 저하의 가장 큰 원인이라는 것이 일반적인 생각이다. 그래서 아이가 감기를 달고 사는 것은 약한 체질로 태어나 영양적으로 부족하기 때문일 거라고 생각하는 경우가 많다. 몸에 좋다는 음식을 찾아서 먹이고 예전 어른들이 경험했던 민간요법에 의지해서 체질을 개선해 보려고 노력하는 것이 아직도 우리의 현실이다.

의사들도 병원에 온 환자에게 "잘 먹고 푹 쉬셔야 해요"라는 말을 하기도 한다. 사람들은 그 말을 오랜 세월 동안 들어왔고 감기의 가장 좋은 치료법은 잘 먹고 푹 쉬는 것이라고 생각하게 되었다. 그런데 "잘 먹고 푹 쉰다"는 건 말처럼 쉽지가 않다.

예전에는 먹을거리가 부족해서 잘 먹기 어려웠고 특히 육류를 섭취하기는 더욱 어려웠다. 그래서인지 감기가 오래 가면 고깃국을 먹고 안정을 취하면 쉽게 나았다. 하지만 현재 대한민국에서 영양이 부족해서 고생하는 사람은 예전에 비하면 현격하게 많이 줄었다. 그런데도 예전보다 감기로 고생하는 사람들은 점점 더 많아지고 있다. 범국민적으로 독감 예방접종을 실시하고 다양한 보건위생 조치를 강구해도 실제적인 효과는 아주 미미하다고 한다.

특히 반복되는 감기는 소아들에게서 많이 볼 수 있는데, 진료 현장에서도 자주 볼 수 있는 패턴이 있다. 감기가 걸리면 열이 나고 기침, 콧물 등의 증상으로 식욕도 저하되고 힘들어서 잘 놀지도 못한다. 해열제와 항생제 등을 먹고 증상이 조금 나아지는 듯하다가, 하루 이틀 잘 먹고 나면 다시 열이 오르고 기침, 가래가 심해지는 현상이 반복되는 것이다.

어른들도 마찬가지로, 요즘은 평소 생활에서 영양 부족인 상태가 거의 없는데도 감기에 걸리면 잘 먹어야 한다고 생각해서 과도하게 열량을 섭취한다. 거기다가 움직임은 오히려 줄어들기 때문에 감기를 2~3주간 앓는 경우도 흔히 볼 수 있다.

반복되는 감기의 원인은 영양 과다

현대인들은 다양한 종류의 음식을 섭취하고 있다. 과거에는 하루 세끼 밥만 꼬박꼬박 먹어도 잘 먹는다고 했지만 요즘은 식사뿐만 아니라 디저트, 간식 등 다양한 음식문화의 변화가 있다. 특히 아이들은 식사를 하고 과일을 먹고 간식을 먹고 군것질을 또 하는 경우가 많은데, 이렇게 먹으면 몸에서 필요한 영양보다 과잉 공급이 되어 위와 장에 문제를 일으키게 된다.

과도한 영양 섭취는 위산 분비를 자극해서 소화기의 기능성 저하를 유발한다. 그 결과 섭취한 음식이 소화·흡수되지 못하고 몸에 노폐물을 만들어 열독이 쌓이는데, 한의학에서는 이것을 '기체증'이라 하여 질병의 원인으로 보고 있다. 그중에서도 심폐를 포함해 횡경막 윗부분에 노폐물이 쌓이면(상초기체증), 감기가 끊이지 않고 반복되는 현상이 생기고 조금 더 심해지면 비염, 중이염으로도 이어진다.

근래 태어난 아이들은 돌 때까지 젖만 먹고 자라던 과거와 달리 태어나면서부터 분유를 먹기 시작하고, 생후 4~6개월만 되면 철분이 부족하다는 이유로, 씹는 연습을 시켜야 한다는 구실로 이유식을 먹인다. 돌 무렵이 되면 아기과자부터 치즈, 과일 등 다양한 음식을 먹이는데, 이렇게 빨리 여러 가지 음식을 먹음으로써 아기의 몸은 영양 과잉, 칼로리 과잉이 되어버린다.

예전에는 약한 아이들이 감기에 걸리면 영양이 부족해서 쉽게 낫지 못하고 콧물, 기침 등의 증상이 오래 지속됐지만, 요즘은 열량의 과다 공급으로 인해 편도선이 붓고 코 점막이 충혈돼 콧물이 많이 흐르고 감기 증상이 오래 간다. 비슷한 증상 같아 보이지만 원인이 예전과는 아주 다르다. 그렇기 때문에 아프다고 좋은 음식을 많이 준비해서 먹여도 쉽게 낫지 않고 병이 오래 가는 것이다.

요즘 아이들은 오히려 소식을 시키는 것이 치료에는 더 좋다(대신 영양의 균형은 맞춘다). 감기에 걸렸을 때 식욕이 떨어지는 급성기에는 물론이고 증상이 어느 정도 완화된 시기에도 많이 먹을 필요는 없다. 대부분의 사람이 감기 증상이 어느 정도 완화되면 아플 때 못 먹었던 음식이나 군것질을 많이 하기 때문에 노폐물이 쌓이는 기체증이 다시 생겨 열이 나거나 기침이 다시 나오는 등 감기가 반복되는 것이다.

감기가 끊이지 않고 반복되는 원인은 몸에서 필요한 영양보다 과잉 섭취하는 식습관이 원인인 경우가 대부분이다. 따라서 치료는 약물치료 외에도 식습관을 바꾸는 음식치료를 병행하는 것으로 한다. 여기에 평소에 적당한 운동을 규칙적으로 함으로써 면역 기능의 저하를 방지하는 것도 중요하다.

결론적으로 말하자면 감기는 영양이 부족해서 생기는 질병이 아니다. 현대인의 감기는 필요 이상으로 먹는 음식들이 소화기에 부담을 주고 면역 기능의 저하를 유발해 생기는 증상이다.

평소에 탄수화물은 소량으로 먹되, 필수아미노산과 필수지방산이 풍부한 음식을 규칙적으로 먹어야 몸에 무리가 없다. 감기가 걸렸을 때는 소화기에 부담이 적은 음식으로 소식하면서 치료하는 것이 빨리 회복되고 재발을 방지하는 방법이 된다.

"가려워서 긁으면 손톱 자국이 올라와요"
_묘기증

20대 초반의 대학생이 진료실로 들어왔다. 중학교 때 햄버거를 먹고 두드러기가 생긴 적이 있다고 하는데, 정확하지는 않지만 그 이후로 피부에 알레르기가 생겨서 힘들었다고 한다. 피부과에서는 긁으면 붉게 올라온다고 해서 '묘기증' 진단을 받았다.

대학생이 되고 술을 마시기 시작하면서부터는, 음주한 날 저녁에 가려움증이 심해져서 긁으면 붉은 것이 많이 올라왔다고 한다. 피부과에서 처방받은 약을 먹으면 일시적으로는 가라앉지만, 근본적으로 없앨 수 있는 치료법은 없다는 이야기를 들었다.

이 학생의 경우에는 기체증을 심하게 만드는 술, 밀가루, 식물성 기름으로 조리된 음식을 제한하고 기체증을 풀어주는 한약을 먹으면서 꾸준히 운동할 것을 처방했다.

환자가 제한식을 잘 따라줌으로써 기체증이 서서히 좋아졌고 묘기증의 정도와 범위도 줄어들었다. 가려움증의 괴로움에서 서서히 벗어나기 시작하면서 지속적인 음식 조절과 운동으로 관리하도록 안내하고 치료를 종료하였다.

'묘기증'은 최근에 흔해진 난치성 자가면역질환 중 하나이다. 의외로 상당히 많은 사람들이 고생하고 있는 질환인데, 특별한 치료법이 없어서 증상이 발현되면 대증적인 처방을 받아서 당장의 괴로움을 면하는 것이 전부일 뿐이다.

묘기증의 원인은 소화기의 불균형으로 인한 기체증이다. 소화기의 기능이 저하되어 있을 때 위산 과다를 일으키고 부담이 되는 음식을 먹으면 소화·흡수를 제대로 하지 못하면서 노폐물이 생긴다. 노폐물이 몸에 열독을 만들고, 열독이 피부에 정체될 때 피부질환이 발현될 수 있다.

피부 증상을 가라앉히는 양약을 먹고 깨끗이 치료되어 재발하지 않았다면 상관없겠지만, 계속 반복되어 만성화된 묘기증을 치료하려면 우선 피부에 알레르기 반응을 일으키는 음식을 찾아내서 멀리해야 한다. 위산 과다를 일으키는 음식들은 몸에 부담을 주기 때문에 저탄수화물 고필수지방 식사를 하면서 소화기의 밸런스를 찾아주어야 하고, 한약과 침 치료가 필요한 경우도 있다. 여기에 피부에 정체된 열독을 풀어줄 수 있는 꾸준한 운동도 필요하다.

묘기증은 약물치료만으로는 해결되지 않기 때문에 원인 요소를 하나씩 제거해가는 장기적 시각이 필요하다.

"코막힘, 재채기에 눈까지 간질거려요"
_비염과 부비동염

    32세 남자 환자가 들려주었던 부비동염과 비염의 경험담을 듣고는 참으로 안타까움을 금치 못한 적이 있다. 환자는 초등학교 6학년 때 부비동염 판정을 받고 부어 있는 편도선 절제와 함께 수술을 받았다. 편도선 절제는 전신마취가 필요한 것이었지만 그래도 당시에는 수술 직후의 아픔만 있었을 뿐 잘 견뎌내었다. 그런데 2년 후 재발한 부비동염으로 2차 수술을 받을 때는 코 안으로 뼈에 구멍을 내어 상악동을 긁어내는 수술을 받았는데 아직도 당시의 괴로움을 기억하고 있었다.

    환자는 그 후로도 콧물, 코막힘, 재채기, 기침, 가래, 후비루, 안구 건조증, 눈 가려움, 피부 가려움 등의 증상을 겪으면서 만성 알레르기성 비염 치료를 지속적으로 받았다. 하지만 매번 치료받을 때만 잠깐 좋았지 다시 나타나는 증상들로 많이 힘들어했다. 그는 왜 이렇게 오랜 시간을 부비동염과 비염으로 고통 받았을까?

이 환자에게 질병의 주된 원인이 음식이라고 설명하고, 먹는 음식에 따라 몸의 상태가 어떻게 변화하는지 치료 과정에서 스스로 잘 살피고 알아차릴 수 있도록 유도했다. 또한 꾸준히 운동하도록 권하고 약물 치료와 침 치료를 병행하면서 기체증을 풀어주니 비염의 괴로움에서 벗어날 수 있었다.

흔히 말하는 비염의 대표적인 증상은 이렇다.

시도 때도 없이 콧물이 흐르고, 늘상 휴지를 달고 산다. 코막힘으로 거친 숨소리를 낸다. 코가 막혀서 본인도 힘들지만 옆에 있는 사람도 무척 답답하다. 콧물이 목 뒤로 넘어가서 툭하면 헛기침을 해대고 가래가 끼여 있어 켁켁거린다. 갑자기 코 안이 간질거려 재채기를 연거푸 한다. 심해지면 눈도 가렵고 충혈되고 건조해지고 따갑고 눈곱도 생긴다. 공부하는 학생인데 집중이 안 되고 머리가 무겁고 아프기까지 하다. 게다가 밤에는 코골이까지 하며 깊은 잠을 못 잔다. 아침에 일어나면 당연히 피곤하고 머리가 띵하고 몸은 찌뿌둥하다.

코에서 도대체 무슨 일이 벌어지는 걸까?

코 주변에는 열이 몰리는 것을 막아주는 순환장치가 있다. 부비동이라고 하는 것인데, 마치 동굴과 같아서 체액과 공기의 순환을 통해 다양한 공기를 받아들이고 그 공기를 코의 기류 순환을 통해 폐, 기관지까지 보내주는 통로 역할을 한다.

얼굴에 열이 몰리면 그 열을 식혀줄 체액이 과도하게 나오는데, 그 체액을 순환시키는 통로가 코, 비강, 부비동의 구조다. 그런데 코 주변에 열이 너무 많이 몰려서 잘 내려가지 않으면 정체가 되는 것이다. 이유는 과도한 열독 때문이다. 적당하면 순환될 수 있는데 과하니까 문제가 되는 것이다. 지속적으로 쌓인 열독은 코와 부비동에 과도한 열 뭉침을 만들어 염증을 발생시킨다. 그로 인해 부비동은 열독과 체액이 내려가지 못해 고인 물, 즉 농膿을 만들고 그 농이 꽉 차버리면 누런 코를 만든다. 이 증상을 '축농증'이라고 부른다.

그러면 코 안은 어떻게 변할까? 코 안 점막은 점점 열독으로 인해 충혈되고 충혈된 점막은 예민해진다. 예민해진 점막은 조금의 공기 변화나 미세먼지, 온도 변화에도 많은 점액을 분비하고 맑은 콧물이 쏟아져 나오게 되는 것이다. 이것을 '비염'이라고 한다.

콧물이 코로 나오기만 하면 다행인데 코 안쪽 깊숙이 있는 코 안의 비강에 있는 점막에서도 점액이 과다하게 분비되고, 특히 밤중에 잠자고 있을 때는 그 점액들이 코 뒤로 해서 비인두를 타고 내려와 구개 인후두까지 와서 쌓인다. 그래서 아침에 일어나면 가래를 뱉어야 하고 헛기침을 하게 된다. 이 증상을 '후비루'라고 부른다.

여기서 한 가지 짚고 가야 할 것은 갈수록 알레르기 환자가 늘어난다는 것이다. 알레르기성 비염도 마찬가지다. 문명이 발달하고 자동화될수록 감염성 질환보다는 알레르기 질환이나 자가면역성 질환이 증가하고 있다. 많은 이론과 학설에서 환경오염, 스트레스 증가, 면역체계의 결핍과 교란 등을 원인으로 주목하고 있지만, 아직 뚜렷한 인과관계를 제시하는 것은 없다.

그런데 필자들이 진료 현장에서 관찰한 결과로 가장 큰 원인은 음식의 변화에서 찾을 수 있었다. 과거에는 먹을 수 있는 음식의 종류가 적었고, 화학적 합성에 의한 첨가물도 없었으며 있다 해도 매우 제한적이었다. 그러나 지금 주위를 둘러보면 잦은 외식과 인스턴트 식품이 범람하고 있다. 달고 고소하고 짜고 매운 화려한 음식들의 향연이다. 심지어 집에서 먹는 집밥의 재료에서도 식품첨가물의 위협은 벗어나기가 힘들어졌다. 맛을 내기 위해서, 모양을 내기 위해서, 보존을 위해서 첨가물의 사용이 증가하고 있다.

이러한 음식들이 위에 들어오면 그걸 처리하기 위해 위산이 많이 분비된다. 또 그걸 중화시키기 위해서 담·십이지장·췌장에도 과부하가 걸린다. 결국 열독을 만들어내고, 이 필요없는 과잉 에너지가 호흡기와 코에 머물게 됐을 때 코막힘, 콧물, 재채기 등의 만성 알레르기성 비염이 나타나는 것이다.

비염, 축농증, 후비루, 코막힘! 다를 것 같지만 결국 원인은 같다. 코에 열독이 쌓이고 그 열이 정체되어 순환하지 못하는 것이다. 그렇다면 결국 코를 고치는 방법도 역시 하나다. 코에 쌓인 열독을 풀어주는 것과 열독이 쌓이지 않게 하는 것이다. 열량을 낮춘 저탄수화물 식사와 함께 좋은 지방과 좋은 단백질을 섭취함으로써 열독의 생성을 예방해야 한다. 먹는 것이 곧 코 건강의 시작이다.

"눈이 뻑뻑하고 건조해요"
_ 안구건조증

눈이 뻑뻑하고 건조해서 고생하는 20대 초반의 여대생이 진료실로 들어왔다. 안과에서는 별도 치료 없이 인공눈물만 처방받아 쓰고 있었는데, 환자의 일상생활을 살펴보니 식사가 불규칙하고 간혹 음주를 하는 경우가 있었다. 또 수면이 불규칙해서 간혹 늦게 자고 늦게 일어날 때도 있었다. 대체로 소화는 잘 안 되는 쪽이었고 속이 쓰린 경우도 있었다.

안구건조증을 눈에 국한된 질병으로 인식하고 대증 처방으로 치료하다 보면 치료에 어려움이 많을 수밖에 없다. 안구건조증은 기체증으로 인해서 눈의 피로가 심해진 결과이다. 눈이 편해지려면 눈을 혹사시키는 환경을 개선하는 것도 필요하지만, 기순환이 잘 될 수 있도록 소화기에 부담이 되는 음식을 줄이는 노력이 중요하다. 이 학생은 위에 부담이 많이 되는 밀가루, 식물성 기름에 튀긴 음식을 특별히 제한하고 과당이 풍부한 과일의 섭취를 줄이면서 침 치료와 한약 치료로 좋은 효과를 볼 수 있었다.

사실 현대인들은 눈을 많이 혹사하고 있다. 하루종일 거의 눈을 쉬지 못한다. 컴퓨터와 스마트폰을 항상 곁에 두고 있기 때문에 우리의 눈은 정도를 넘어선 혹사 상태에 있다. 눈의 피로를 호소하는 사람들, 단순한 피로를 넘어서 안구건조증으로 눈이 뻑뻑하고 아픈 사람들이 점점 많아지고 있는 것이 현실이다. 안구건조증은 만성화되는 경우가 대부분이라서 건조할 때 인공눈물을 넣고 콘텍트렌즈의 사용을 가능한 자제해서 눈을 쉬게 해주는 등의 치료가 거의 전부다.

눈은 간과 연결되어 있는 부위다. 몸이 필요한 양보다 많은 음식을 먹으면, 소화기는 물론 간의 해독 능력이나 대사 활동에 필요 이상의 부담을 주어 결국 눈에도 좋지 않은 영향을 미친다.

특히, 과일은 분자량이 큰 과당을 풍부하게 함유하고 있기 때문에 다른 탄수화물 식품을 먹었을 때보다 간의 대사에 더욱 부담을 준다. 과일도 탄수화물이라는 사실을 간과하기 쉬운데 절대 잊지 않길 바란다. 식사 후에 디저트로 과일 한두 조각 먹는 것이야 큰 부담이 없을지도 모르지만, 대부분 한두 조각 먹고 말지는 않기 때문에 문제다. 과일은 무조건 건강에 좋다는 인식은 바뀌어야 한다.

또 과당은 GI지수가 높아 몸에 빨리 흡수되기 때문에 탄수화물 양이 곡물보다 적을지라도 치명적일 수 있다. 탄수화물 중독이 유발되면 나도 모르게 많은 양을 먹게 되고, 과도한 탄수화물 섭취가 노폐물을 만들어 열독이 쌓이고 기체증을 일으켜 눈으로 열독이 쏠리면 안구건조증이 심해지는 것이다.

안구건조증의 치료도 역시 기체증을 풀어주는 한약 치료와 저탄수화물 고필수지방식의 음식 치료로 시작한다.

"몸짱인데 몸이 여기저기 아파요"
_ 운동 중독

　37세의 남자 헬스 트레이너가 한의원을 방문했다. 항상 피로감을 느끼고 간혹 근육에 경련이 있을 때도 있다고 했다. 운동을 하면 뒷목이 뻣뻣하고 머리가 맑지 않았는데, 가슴이 답답하고 불안하며 짜증이 잘 난다고 했다. 신경과에서 공황장애 진단을 받기도 했는데, 환자는 소화가 잘 안 되고 더부룩한 느낌이 항상 있었다.

　건강의 상징이라고 여겨지던 헬스 마니아들이 간혹 좋지 않은 몸 상태 때문에 한의원에 내원하는 경우가 있다. 외형적으로는 몸에 군살이 하나도 없고 에너지가 넘칠 것 같은 사람들이 몸 관리를 전혀 안 하는 사람들과 특별히 다르지 않은 증상들을 가지고 고민하는 경우가 있다. 이 환자에게 운동을 하면서 먹고 있는 단백질 보

충제를 중단시키고 기순환에 도움이 되는 유산소 운동과 필수지
방산의 섭취를 권했다. 또한 기순환을 시키는 한약을 처방하여 소
화기의 기능 회복을 도왔다. 이런 과정을 통해서 몸의 근육도 유지
하면서 불편함을 유발했던 기체증을 해소하고 나니 몸도 좋아지고
기분도 좋아져서 건강을 회복할 수 있었다.

간혹 몸이 약한 사람들이 건강해지려고 근육을 키우는 운동을
했을 때 문제가 생기는 경우가 있다. 근력이 좋아지고 힘이 세져 외
형적으로는 보기 좋은데 오히려 몸이 약했을 때는 없었던 불편한
증상이 나타나는 것이다. 이것을 운동중독증으로 진단하기도 하는
데, 한의학적으로 보았을 때는 상초기체증과 중초기체증이 생긴 것
으로 본다.

근육을 키우고 군살을 제거하기 위해서는 운동과 식이요법을 병
행하는 경우가 대부분인데, 이때 음식에 문제가 있는 사례가 많다.
보통은 지방과 탄수화물을 제한하고 단백질의 공급을 꾸준히 하는
식이다. 근육의 빠른 증가를 위해 단백질 보충제를 먹는 사람도 있
는데, 이처럼 단백질을 변형시킨 식품은 몸에 부담을 준다. 특히 소
화 기능이 약한 사람들은 대사 과정에서 간 기능에 부담이 되는 경
우도 흔하게 볼 수 있다.

튼튼하고 순환이 잘 되는 근육을 만들어야 몸에 힘이 생기고 근
력과 지구력이 생긴다. 닭가슴살이나 단백질 보충제는 근육을 빨리

만들기는 하지만 순환이 안 되는 근육이므로 뒷목 당김, 어지러움, 두통 등의 긴장성 증상을 유발하기 쉽다. 돼지고기, 오리고기, 생선회 등은 소화기에 부담이 안 되어 탄력 있는 근육을 만들기 때문에 에너지도 생기고 지구력 있는 몸을 만든다. 음식을 직접 먹어보면서 자신의 몸 상태가 어떻게 변화하는지, 소화기의 상태가 어떤지 느껴보고 관찰해 보면 어떻게 음식을 먹어야 좋을지 도움이 될 것이다.

신선한 단백질은 소화기에 부담이 되는 경우가 거의 없지만, 장시간 열을 받거나 가공된 단백질은 소화·흡수 기능에 많은 부담을 주기 때문에 열독이 쌓여 기체증을 유발한다. 예를 들어 설렁탕이나 갈비탕처럼 장시간 푹 고아 만든 단백질 음식을 많이 먹으면 몸에 부담을 줄 수 있다.

기체증이 없을 때 운동을 하면 몸의 열독이 풀려서 몸이 가벼워지고 정신이 맑아지지만, 기체증이 심할 때는 운동하는 동안에는 잠시 괜찮은 것 같다가 운동을 쉬면 다시 몸이 안 좋아져서 점점 운동에 집착하는 경우도 생긴다. 이때 몸에 부담을 주는 잘못된 운동 방법을 선택함으로써 통증을 유발하기도 한다. 이 통증을 무시하고 운동을 지속하면 근육이나 인대에 부담이 생겨서 관절에 문제가 생긴다. 또 열 순환이 안 돼서 가슴이 답답하거나 불면증 같은 신경과 증상이 나타나기도 한다.

건강이란 몸과 마음이 편해야 유지된다. 몸과 마음은 서로 분리되는 것이 아니다. 몸의 불편함이 짜증을 만들고, 지나친 스트레스가 몸의 불편한 증상을 유발한다. 좋은 음식을 가려 먹고 노폐물이 없는 깨끗한 몸을 만들면 마음도 편안해질 수 있다. 근육을 만들려는 목적만으로 자신의 소화기 상태는 무시한 채 단백질만 편식하면 몸의 밸런스를 무너뜨리고 건강을 잃는 원인이 될 수 있다.

"얼굴이 달아올라서 사회생활이 불편해요"
_안면홍조

34세 회사원인 기혼여성이 있었다. 얼굴에 항상 홍조가 있고 조금만 긴장을 해도 얼굴이 심하게 붉어진다고 했다. 얼굴이 붉어지니까 화장도 잘 안 되고 스트레스를 받았다. 나중엔 코 주위까지 붉어져서 주위에서 술 끊으라는 농담도 자주 듣곤 했다. 그 외에 몸에 나타나는 다른 증상들을 물어보니, 항상 속이 더부룩하고 간혹 속이 쓰릴 때도 있는데 이게 점점 더 심해지고 있는 중이었다. 환자는 다리도 시리고 간혹 쥐가 나는데다가 손발에 땀이 많았다. 일상생활을 체크해 보니 회사 업무가 많은 탓에 잦은 야근으로 항상 피로해했다. 피부과에서 레이저 치료를 받아도 일시적으로 약간 옅어지기만 할 뿐 근본적인 해결책을 찾을 수가 없어서 한의원을 방문

했다고 한다.

얼굴이 붉어지는 안면홍조증은 예전에는 그다지 흔하지 않았던 증상 중 하나다. 현대에는 하나의 질환으로 인식될 정도로 심각하게 스트레스를 받는 사람들이 많다. 안면홍조의 원인을 한의학적으로 살펴보면, 차가운 기운이 위로 올라오고 따뜻한 기운이 아래로 내려가는 수승화강水昇火降이 무너져서 생긴 것이다. 몸의 상부에 정체된 열이 아래로 잘 내려가지 못해서 안면홍조가 생기는 것으로 본다.

수승화강이 무너지는 이유는 위·담·췌장·십이지장의 기능 저하가 큰 원인이며, 특히 위산 과다로 인한 소화효소의 밸런스 붕괴가 가장 큰 원인이다. 위산 과다로 인해 산성화된 음식물이 제대로 중화되지 못하고 장에 도달하는 경우가 반복되면, 장의 기능 저하로 이어져 음식의 소화·흡수에 문제가 생기고 노폐물이 생긴다. 이때 상초기체증이 생겨서 몸의 상부에 열 순환이 잘 안 되면 안면홍조의 증상이 나타나는 것이다.

대부분 이럴 때 과도한 스트레스가 주범이라고 생각하고 대증적인 처방을 받다가 치료가 안 된다고 생각해버린다. 하지만 근본적인 원인 제거가 안 되면 불편한 증상이 반복되고 점점 더 증상이 심해짐으로써 삶의 질이 저하되는 경우가 많다.

야근이 끊이지 않는다든지, 스트레스를 받는다든지 외부적인 생활환경 조건을 개선하기는 쉽지 않지만 음식의 조절은 조금만 신경쓰면 불가능한 일이 아니다. 사례로 이야기한 환자는 위산을 과다 분비시키는 밀가루 음식, 맵고 자극적인 음식, 식물성 기름(주로 식용유)으로 조리한 음식을 피하고, 신선한 단백질과 좋은 지방이 풍부한 음식을 자주 먹음으로써 뱃속 불편함은 물론 안면홍조도 개선되면서 대인관계에서 자신감을 회복할 수 있었다.

"입냄새 때문에 대인관계가 두려워요"
_ 구취

얼굴이 창백하고 마른 체형의 34세 여성이 한의원을 내원했다. 입냄새가 심해서 주변사람들을 만나기 어렵다는 것이 주된 호소였다. 몸에 다른 증상은 없는지 알아보니 소화가 안 돼서 항상 더부룩하고 자주 속이 쓰리다고 했다. 밤에는 잠을 깊게 자지 못했고 만성피로를 호소했는데, 이런 증상 중 대부분은 출산 후에 더 심해졌다고 한다.

입냄새의 원인은 다양한데, 아주 심할 때는 간이나 신장의 기능이 심하게 저하된 중증 질환이 의심되는 경우도 있다. 구내염이 있거나 잇몸 질환이 원인인 경우는 20~30% 정도이고, 70% 정도는 위장 관련 질환이 원인인 경우이다.

이 환자는 출산 후 육아에 전념하면서 아이의 음식은 열심히 준비한 반면, 정작 본인의 음식은 대충 빵 같은 간편한 밀가루 음식으로 때우거나 건너뛰는 생활이 지속되다 보니 소화기에 무리가 생겨 구취로 이어진 것이었다. 규칙적인 식사를 못하고 피로해지니까 처음에는 입이 텁텁하고 깔깔한 증상이 나타나다가 입냄새가 점점 심해졌고, 나중에는 양치질을 열심히 해도 없어지지 않는 구취로 이어졌다.

누군가를 만났을 때 그 사람이 눈을 찌푸리거나 코를 막거나 하면 자신의 입냄새 때문이 아닌가 싶어 점점 대인관계에 어려움이 생기고 남편이 가까이 오는 것도 거부하기에 이르렀다고 한다. 게다가 산후풍 증상처럼 여기저기 관절이 아프고 뻣뻣해지는 증상도 나타나고 있었다.

이 환자의 경우 출산 후 단백질과 필수지방산의 섭취가 부족해지고 탄수화물 위주의 음식 섭취로 인해 위산 과다 분비가 일어난 것이 원인이었다. 따라서 신선한 단백질과 좋은 지방의 섭취를 권하고, 산후 근육량 저하로 인해서 생기는 증상은 적절한 운동을 하도록 설명하였다. 이와 더불어 기체증을 풀어주는 한약 치료와 침 치료를 병행하면서 구취도 개선되고 전반적인 몸의 불편한 증상이 개선되었다.

그런데 위장의 불편함이 왜 입냄새로 이어질까? 위산 조절이 잘

안 돼서 위산이 식도와 위를 연결하는 부위를 자극하면 이곳의 잠
금 기능이 약해져 신물이 넘어오는데, 이때 음식 냄새가 입속에 퍼
져 구취를 유발할 수 있다.

한의학적으로 설명하면 중초기체증과 상초기체증이 같이 생기
면 구취가 심해지는 경우가 생긴다. 치료는 기체증을 풀어주는 한
약 치료와 더불어 위산 과다를 유발하는 음식을 제한해 위 기능이
정상화될 수 있도록 관리하는 것이다.

구취의 치료는 잇몸 질환 등 구강 내 원인인 경우를 제외하고는
위를 먼저 치료해 주는 것이 가장 선행돼야 한다. 더불어 기체증이
심해지지 않도록 운동을 꾸준히 하는 것이 좋고, 기체증을 풀어주
는 한약 치료가 병행되면 잘 치료되는 증상이다.

"남성 갱년기 증상인가 봐요"
_갱년기

   52살 직장인 남성의 사례다. 그는 가슴이 두근거리고 짜증이 나면서 만사 귀찮고 피로하다고 했다. 술을 안 마시면 잠들기 힘들고 잠을 자도 개운치 않았다. 간혹 오후나 저녁에 열이 오르고 진땀이 나기도 했다. 아랫배는 나오고 가스가 찼고, 항상 더부룩해서 개운치 않았다. 또 어깨가 뭉쳐서 아프고 간혹 팔다리도 저렸다. 건강검진을 받았더니 고지혈증에 혈압이 약간 높아졌으니 금주, 금연을 하고 스트레스 받지 말라는 조언을 들었다.

   하지만 금주, 금연, 스트레스 안 받기가 말처럼 쉬운 일이 아니다 보니 치료는 쉽지 않았다. 이 환자에게 소화기의 기능을 안정시키고 위산 분비를 조절할 수 있는 신선한 단백질과 필수지방산의 섭취를 강조하고 탄수화물의 섭취를 줄이는 식사를 처방했다. 더불어 한약 치료와 침 치료를 병행했더니 치료는 잘 되었다. 환자는 나이가 들면서 생기는 근육량의 저하를 예방하기 위해 꾸준한 운동도 했기 때문에 효과는 더욱 좋았다.

체력 저하는 40, 50대 남녀에게 거의 공통으로 나타나는 증상이다. 사회적인 부담감이 육체적, 정신적인 증상을 만들어낸다며 여러 매스컴에서 다루고 있기도 하다. 하지만 뚜렷한 해결책을 내놓기보다는 원론적인 이야기를 짚고 넘어가는 경우가 대부분이다. 친구들과 모임에서 요즘 컨디션이 어떻다는 이야기를 하다 보면 비슷한 증상을 한두 가지는 모두 가지고 있어서, 우스갯소리로 갱년기 증상이라 그런다며 넘어가곤 한다.

이 환자의 상태는 한의학적으로 말하면 기체증이 심한 경우인데, 특히 상초기체증과 중초기체증이 심한 사례였다. 흔한 말로는 '화병火病'인 셈이다. 보통은 화병이라고 말하면 마치 정신적인 것에 원인이 있는 것처럼 인식되곤 하는데, 사실은 음식에서 그 원인을 찾을 수 있다.

요즘 사람들은 마치 '혀'가 인간의 전부이기라도 한 것처럼, 혀가 느끼는 행복만을 찾아 음식을 먹고, 음식점들도 사람들의 원초적인 입맛에만 맞추려고 노력한다. 각종 양념과 소스로 입맛을 자극하고 다른 음식점보다 맵고 달고 짭짜름한 음식으로 승부를 보려고 한다. 외식하러 나가면 접하는 음식들은 점점 더 자극적이 되어가고 화려해지고 있다.

이런 음식을 자주 먹으면 위산 분비가 자극돼서 옛날처럼 체하는 현상은 없지만, 담·십이지장·췌장의 알칼리성 소화액에 불균형이 생겨 장의 기능 저하를 유발한다. 이로써 장과 연결된 횡경막의 기능을 나쁘게 만드는데, 횡경막이 편하게 움직이지 못하면 호흡이 짧아지고 가슴이 답답해지는 증상이 나타날 수 있다. 이런 상태가 상당 기간 지속되면 어깨 주변의 근육이 긴장해 만성적인 통증이 생기고 근육 긴장으로 인해 팔다리 저림도 생길 수 있다. 게다가 이 상태로는 숙면에 방해가 되기 때문에 몸에서 피로물질을 풀기 힘들어지고, 심하면 잠들기 어려운 증상을 유발한다. 잠을 푹 자지 못하면 전날 쌓인 피로물질이 깨끗하게 정리되지 않아서 몸이 무겁고 짜증이 나는 현상도 따라온다. 악순환의 연속이다.

나이 들면 뱃살이 생기는 건 자연현상?

많은 사람들이 나이가 들면 뱃살이 나온다. 예전에 어렵게 살던 시절에는 뱃살이 성공의 상징이기도 했지만, 요즘은 각종 성인병의 원인으로 지적받고 있다.

뱃살이 생기는 가장 큰 원인은 많이 먹고 적게 움직이는 현대인의 생활패턴 때문이다. 필요량보다 많이 먹으면 체중이 늘어나는 것은 당연한데, 뱃살이 늘어난다는 것은 움직임이 적고 소화기에 부담을 주며 장의 기능성이 떨어지고 있다는 것을 의미한다.

장의 연동운동이 잘 되는 사람은 배에 가스가 잘 차지 않기 때문에 배가 잘 안 나온다. 뱃살은 단지 체중이 늘어난 결과일 때도 있지만, 그게 전부는 아니다. 장의 상태가 개선되면서 배에 가스가 덜 생기면 뱃살이 급격히 줄어들 수 있다.

누구나 갱년기 증상을 겪는 건 아니다

갱년기는 보통 대부분의 여성들에게 나타나는 자연스러운 현상이라고 인식한다. 폐경기의 여성들이 호르몬의 변화가 생기면서 나타나는 현상을 갱년기 증상이라고 한다.

일반적인 증상은 이렇다. 추웠다 더웠다 하고, 땀을 많이 흘린다. 가슴이 두근거리기도 하고, 불면증과 더불어 짜증을 쉽게 낸다.

평소에 볼 수 없던 증상이 폐경기를 전후해서 나타나면 보통 갱년기라고 부른다. 원인은 호르몬이 변화하는 나이대에 그 변화가 원활하게 진행되지 않기 때문인데, 호르몬 변화는 평소에 건강하면 아주 자연스럽게 진행되어 갱년기 증상을 거의 모르고 지나가기도 한다.

음식 치료와 스트레스 관리

이렇게 몸에 나타나는 다양한 증상을 없애려면 먹는 음식을 몸 상태에 맞추어야 한다. 또 이와 더불어 위산 분비의 원인이 되는 스트레스 관리도 필요하다. 스트레스를 받으면 미주신경에 의해 위산 분비가 많아지기 때문에 불편한 증상이 이어지는데, 좋은 음식 먹고 스트레스 안 받으면 그것으로 바로 치료가 된다. 하지만 사회생활을 하면서 스트레스를 피한다는 건 불가능에 가깝다. 스트레스란 인위적으로 조절하기 힘든 것이기 때문에 결국 음식을 바꾸는 것이 가장 중요한 치료법이 된다.

좀 다른 관점으로 얘기해 보자. 현대인들은 예전보다 먹는 양이 아주 많아졌고, 육체적인 노동은 전에 비해 적어졌다. 고기를 많이 먹지만 육체적인 움직임이 적어지면서 근육량은 오히려 많이 줄어버렸다. 특히 40대 이후로 매년 1%씩 근육량이 줄어든다는 통계가 있는데, 움직임이 적은 사무직 종사자들은 더 심각한 상태다.

인체의 근육 분포를 살펴보면 허리와 엉덩이 아랫부분에 70% 정도의 근육이 존재한다. 이 근육들이 움직이면서 열을 만들어내고 에너지를 만들어낸다. 종아리는 혈액을 심장으로 보내면서 혈액과 체액 순환에 중요한 역할을 하기 때문에 '제2의 심장'이라 부르며, 허벅지는 포도당의 70%를 소모하기 때문에 당뇨병 환자에게 중요한 의미를 갖는다. 운동을 하면 몸에 열이 발생하고 이 열을 풀기 위해 땀을 흘리게 되는데, 이때 상초기체증이 풀리기 때문에 머리가 맑아지는 것을 느낄 수 있다.

하체에서 충분한 열이 만들어지면 대류 현상이 생겨서 머리에 정체된 열이 풀린다. 머리는 맑고 가슴은 시원한 상태를 만들 수 있는 것이다. 이 과정에 문제가 생겼을 때 다양한 유사 갱년기 증상이 나타난다.

하체 근육은 몸의 체온을 유지하는 데 상당히 중요한 역할을 하는데, 근육이 줄어들면 몸에서 열의 발생이 점점 줄어들어 추위를 많이 탈 수밖에 없다. 근육량을 관리하려면 근육을 만드는 재료인 단백질과 지방이 풍부한 육류를 꾸준히 섭취해야 하고 근력운동을 해서 근육량이 줄어드는 것을 방지해야 한다.

나이가 들어서 운동을 하면 다치기 쉽지만 몸에 맞는 운동을 찾아서 꾸준히 하면 된다. 사실 갱년기 증상은 그저 나이가 들면 누구나 오는 증상이 아니라 몸의 상태에 따라 나타나는 증상들 중 하나일 뿐이다.

"장이 예민해서 설사를 자주 해요"
_소화장애

46세 여성분이 한의원에 내원하였다. 주된 증상은 잔기침이 3개월 이상 그치지 않는 것이었다. 이외에도 부수적인 증상이 있었는데, 어깨가 항상 아프고 무릎도 자주 아프다고 했다. 관절의 통증에 더해 어지러움은 수시로 나타났으며 두통도 자주 있다고 호소했다. 이분의 일상생활을 체크하던 중 유방암 수술 이후에 육류 섭취를 줄이고 있다는 이야기를 들었다. 평소에도 돼지고기를 먹으면 설사를 하는 체질이라고 했다.

치료를 시작하면서 환자에게 설사를 하더라도 돼지고기나 오리고기를 아주 소량으로 꾸준히 먹어보라고 안내했다. 이와 함께 기체증을 풀어주는 한약을 처방하면서 침 치료도 병행했다.

처음에 돼지고기를 먹을 때 배가 부글거리고 들끓으면서 변이 묽어지는 현상이 있다고 했지만, 식중독일 때의 설사와는 달리 기운이 빠지거나 탈진하는 증상은 나타나지 않았다. 소량이라도 장기간 꾸준히 먹자 차츰 증상이 호전되면서 10일 전후로는 돼지고기를 먹어도 더 이상 배변의 불편함이나 복통은 거의 사라졌다고 한다. 오히려 배가 항상 더부룩했던 것이 없어지고 속이 편해졌다고 했다. 뱃속이 편해지자 환자는 잔기침도 줄어들었고 만성적인 어깨 통증도 완화되었다. 환자는 약 한 달 정도 치료하면서 몸도 가벼워지고 관절의 증상도 많이 완화되었다.

고기도 먹어본 사람이 소화시킨다

평상시에 육류를 거의 먹지 않는 사람이거나 먹어도 불편해서 안 먹으려고 하는 사람은 소화액 중에 지방을 분해하는 담즙의 분비량이 많이 필요하지 않다. 췌장에서 지방을 분해하는 '판크레아틴'과 단백질을 분해하는 '키모트립신' 등의 성분도 제대로 작동을 못한다. 이 상태에서 갑자기 고기를 먹으면 설사, 복통, 두통 등의 증상이 나타날 수 있다.

고기를 먹으면 불편하다고 해서 계속 안 먹으면 몸의 균형이 깨져서 다른 질환이 생길 위험이 있기 때문에 바람직하지 않다. 조금씩이라도 먹으면서 적응해보려는 노력이 필요하다.

돼지고기나 오리고기를 아주 소량씩 꾸준히 먹으면 몸에서 담즙과 췌장 효소의 필요성이 증가되기 때문에 소화 효소의 상태가 점점 개선된다. 돼지고기나 오리고기의 필수지방산을 흡수할 수 있는 몸 상태로 변해가는 것이다. 그렇게 몸의 소화기가 정상을 회복하면 고기를 먹을 수 있는 몸으로 바뀌고 설사 등의 불편한 증상이 없어진다.

장의 기능이 많이 약해져 있는 경우에는 한약과 침 등으로 치료를 하면 보통은 한 달 이내에 고기를 먹어도 아무 이상 없이 소화시킬 수 있는 건강한 몸이 된다.

몸에 꼭 필요한 필수아미노산(단백질)과 필수지방산을 섭취할 수 있어야 건강을 유지할 수 있다. 필수아미노산과 필수지방산의 섭취량이 부족하면 영양의 균형이 깨져 건강을 유지하는 데 어려움이 생긴다.

"시도 때도 없이 머리가 아파요"

_두통

18살 여고생이 반복되는 두통 때문에 한의원에 내원했다.

평소에 두통이 생기면 간혹 진통제를 먹기도 하면서 지냈는데, 최근에는 두통이 심해져서 진통제를 여러 번 먹어도 통증이 가라앉지 않는다고 했다. 대학병원에서 MRI를 비롯해 각종 검사를 해봤지만 큰 이상이 없어서 스트레스로 인한 신경성 두통이라 진단받고 처방을 받았다. 그러나 근본 원인을 알 수 없어서인지 치료도 잘 안 되었다.

이밖에도 부가적인 증상이 있었는데, 생리통이 점점 심해지고 소화불량으로 조금만 먹어도 배가 불러오는 것 같은 느낌이 들어 잘 먹지 못했다. 게다가 피곤한데도 잠이 잘 들지 못해서 힘들어한다고 했다.

이 학생의 경우 학업 스트레스도 많았고 수면부족 등의 체력적인 부담도 있었지만, 몸 상태가 나빠진 주된 원인은 영양의 균형이 깨진 불규칙한 식사로 인한 소화기의 기능 저하였다. 아침은 거의 먹는 둥 마는 둥 하고 식사를 거르는 경우도 많았다. 점심은 학교에서 급식을 먹었지만, 저녁은 학원 시간에 쫓겨서 라면, 떡볶이, 튀김 등 탄수화물로만 식사를 대체하는 경우도 자주 있었다.

이 학생에게 아침식사는 가능하면 고기 한두 점과 밥을 조금이라도 먹을 수 있도록 했고, 점심식사와 저녁식사에서도 인스턴트 음식은 멀리하고 적절한 식사를 할 수 있도록 안내하였다. 그리고 제일 중요한 부분인데, 두통이 생겼을 때 그날 또는 전날 먹은 음식을 떠올리면서 소화기와의 연관성을 생각해보라고 설명하였다.

소화기의 부담은 기체증을 유발하여 평소에 순환이 안 되는 부위에 통증을 유발한다. 이 여고생의 경우는 결론적으로 말해 소화기에 부담이 되는 음식을 자주 먹었기 때문에 두통이 반복적으로 계속된 것이다. 이럴 때 진통제를 먹는 것보다는 소화가 잘 되는 음식을 먹으면서 소화 기능을 돕는 약을 먹는 것이 좋다. 먹는 것을 개선한 결과 학생의 두통도 점점 나아졌다.

두통의 원인을 한의학적으로 보면 상초기체증이 원인이다. 그리고 기체증을 유발하는 주된 원인은 소화기의 기능 저하를 유발하는 음식이다. 특히 성장기의 학생들에게는 충분한 단백질 섭취와 필수지방산이 반드시 필요한데, 학원에 가거나 공부할 시간에 쫓기다 보면 고등학생들이 의외로 먹는 걸 대충 때우는 경우가 많다. 게다가 잠잘 시간도 부족해서 건강에 적신호가 켜지는 사례가 많다.

예전에 두통은 스트레스를 많이 받는 어른들에게서 많이 나타나는 증상이었고, 아이들은 감기 등으로 몸이 불편할 때 나타나는 증상이었다. 하지만 요즘의 학생들을 보면 만성적인 두통으로 고생하는 경우를 흔치 않게 볼 수 있다. 근본적인 치료법 없이 단순히 진통제로만 대증 처방을 하는 것은 건강을 지키는 좋은 방법이 아니다. 두통을 머리의 문제로 보지 않고 기순환의 관점으로 생각해 보면 보다 근본적으로 통증에서 벗어나는 길이 보일 것이다.

두통은 물론이고 건강을 회복하는 기본은 음식에서 시작해야 한다.

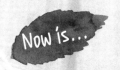

위산 과다의 시대

　'위산 과다'라고 하면 '위액의 분비량이 증가되었구나' 하고 생각하는 사람이 많다. 위산이라는 것은 위액 내 산성 물질을 말한다. 그러니까 위산 과다의 상태라는 것은 위액의 양이 많아진 것이 아니라 위액 안에 산 농도의 비율이 정상보다 높아진 상태를 의미하는 것이다. 위액은 본래 일정량의 염산 등을 통해 일정량의 산도를 유지하게 되어 있다. 이 산성의 물질은 소화의 과정이나 살균 등을 목적으로 존재하며, 위장 내의 소화 과정을 돕는 역할을 한다.

　강한 산성의 물질인 위산으로부터 위를 방어하기 위해 위장 내에서는 '뮤신'이라는 물질을 내보내 위벽을 보호한다. 보통의 경우라면 문제가 없지만 위산의 비율이 높아지면 문제가 발생한다. 뮤신을 통해 방어할 수 있는 한계점을 넘어서는 것이다. 과도한 위산이 분비되면서 위액 내 산성 비율이 높아지면, 위벽이 쉽게 상하기 때문에 속쓰림 등의 증상이 나타나는 것이다.

또 위장이 아닌 다른 장기는 이와 같은 산성에 특별히 대처할 수 있는 방어기전이 적기 때문에, 과도한 위산으로 인해 강한 산도를 지닌 채로 음식물이 십이지장으로 넘어가면 산에 노출되면서 조직 손상이 일어나기 쉽다. 그래서 위산 과다가 되면 위궤양보다 오히려 십이지장궤양이 발생될 가능성이 더 높다.

따라서 위산에 대해 십이지장을 보호하기 위해 가장 중요해지는 것이 췌장의 위산 중화작용이 된다. 췌장의 외분비에서 위산을 중화하기 위해 중탄산나트륨을 보내주는데, 췌장이 만들어낼 수 있는 중탄산나트륨보다 많은 위산이 넘어오면 췌장 기능에도 역시 과부하가 걸려버린다.

내가 스트레스 받으면 위장도 스트레스 받는다

또 위산 과잉은 위장의 움직임과도 관련이 있다. 위장에서 소화 과정을 진행하는 데 있어 위산 분비와 더불어 위장의 '연동운동'이 이루어진다. 이 연동운동이 저하되기라도 하면 이것을 보완하기 위해 위산이 더욱 많이 분비되는 현상이 나타난다.

부교감신경은 소화의 과정에 영향을 미치는 자율신경 체계의 일환인데, 과식이나 폭식 등의 잘못된 식습관에 의해 자율신경의 밸런스가 깨지고 부교감신경의 상태가 나빠지면 신호체계가 무너지면서 소화 활동 과정에도 영향을 받는다. 부교감신경의 상태가 악화되어 위장 조직으로 혈액의 공급이 저하될수록 위 근조직의 움직임이 둔화되며, 연동운동에 어려움을 겪게 된다. 이때 저하된 연동운동을 대신해 위산의 분비량이 증가되면서 위산 과다로 인한 문제가 나타난다.

식사를 하지 않더라도 위에서는 약간씩 위액을 분비한다. 이것은 위의 소화액인 가스트린이 조금씩 계속 분비되어 위벽을 자극하기 때문이다. 그러다가 식사가 시작되면 가스트린은 더 많이 분비되어 위산 분비를 촉진시킨다. 위산이 많이 나오는 원인으로는 스트레스, 심신 과로, 신경계 질환, 자극성 음식 등이 있다.

우리의 위는 스트레스에 예민하고 약한 기관이며 그 반응으로 단시간 내에 고장 날 수 있는 기관이다. 왜냐하면 위는 자율신경의 통제 밑에 있기 때문이다. 자율신경 밑에는 교감신경과 부교감신경이 있으며 기능들의 촉진과 억제가 동시에 일어날 수 있다. 정상적인 환경에서 부교감신경은 위장에 연결된 미주신경을 지배하고 위산 분비와 소화효소 분비를 관장한다. 교감신경은 스트레스와 같은 비정상적 환경에 대처하는 신경이며, 스트레스가 올 때 크게 자극되어 위의 혈관을 수축시켜 버린다. 이 때문에 위벽을 위산과 펩신 등으로부터 보호하는 점액 분비가 크게 감소한다. 또 스트레스에 크게 자극된 부교감신경의 미주신경은 대량의 위산과 펩신을 병적으로 분비하는데, 그 다음은 여러분이 상상하는 대로다.

우리가 할 수 있는 가장 쉬운 일

몸속의 화학적 자극은 음식물의 문제다. 한두 가지 영양소만 계속 섭취해서 영양 균형이 좋지 못하다거나, 마늘, 고추, 후추, 생강, 겨자 등의 자극성 음식물, 술과 담배, 식품첨가물이 잔뜩 든 가공식품, 인스턴트식품 등을 많이 먹으면 화학적 자극으로 위산 과다가 발생한다. 물리적 자극도 음식물의 문제인데, 과식, 폭식, 야식, 그리고 급하게 먹는 식사까지 모두 물리적 자극에 해당한다. 정신적 자극은 긴장감이 있거나 스트레스를 받는 것인데 이때도 반사적으로 위산이 많이 분비된다.

스트레스를 안 받으면 좋겠지만 이걸 조절하는 것은 쉬운 일이 아니다. 따라서 우리가 당장 할 수 있는 가장 쉬운 일은 음식을 바꾸는 것이다. 현대인들의 영양 불균형은 주로 탄수화물 과다 섭취로 인해 시작된다. TV에서 먹방을 보면 "나는 탄수화물 중독자니까 많이 먹을 거야"라며 밥이나 국수를 대놓고 과식하는 연예인도 등장한다.

밀가루 음식을 포함하여 초콜릿, 아이스크림, 과일주스 등 당분 함량이 높은 음식은 조절이 쉽지 않다. 중독성으로 인해 뇌의 신경전달물질인 세로토닌의 농도가 떨어지면, 무의식적으로도 단 음식을 계속해서 찾게 되니 더욱 그렇다. 모두 줄이는 게 어렵다면 딱 한 가지를 선택해서 끊어버리는 것도 좋은 방법이다. 예를 들면 설탕, 액상과당, 시럽 등이 섞여 있는 각종 음료와 주스를 끊고 물만 마시는 것이다. 아니면 뱃속을 편하게 하는 데는 밀가루 음식을 끊는 것을 추천한다.

밀가루 속에 들어 있는 글루텐이라는 단백질 성분은 팽창하는 성질을 가진다. 그래서 밀가루 음식은 위 속에서 팽창하여 오랫동안 위 안에 머물게 된다. 머무는 시간 동안 위산도 그만큼 분비될 것이다. 따라서 밀가루 음식의 잦은 섭취는 과도한 위산 분비와 지나친 소화운동으로 인한 위 기능 저하를 유발한다. 잦은 소화불량으로 고생한다면 밀가루부터 끊어보자. 글루텐은 글리아딘과 글루테닌 두 가지로 분류되는데, 체내에서 음식물을 소화시킬 때 사용되는 위산과 췌장효소는 이 두 가지 성분을 소화시키지 못한다. 그래서 밀가루 음식을 먹고 나면 위에서 제대로 소화되지 않은 음식이 장으로 이동하여 장 기능까지 떨어뜨리며, 결국엔 소화 장애를 만드는 동시에 면역기관에도 악영향을 미친다.

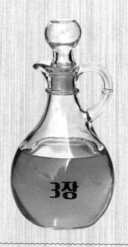

3장

좋은 지방이 내 몸을 살린다
"저탄수화물 고필수지방 가이드"

많이 먹었을 때 몸에 노폐물로 쌓이는 탄수화물과 달리, 세포 형성에 꼭
필요한 필수지방은 몸에서 부족하면 문제를 일으키기 때문에 항시 먹어
주는 것이 좋다. 필수지방은 체내에서 합성되지 않기 때문에 더욱 챙겨
먹어야 한다. 몸에 필요한 좋은 지방을 잘 골라 먹는 방법을 알아본다.

탄수화물 과다의 시대,
필수지방이 부족하다

"저 사람은 참 뱃속 편하게 살아", "너처럼 뱃속 편하게 살면 걱
정이 없겠다." 이런 말을 한두 번쯤은 들어본 적이 있을 것이다.
여기서 뱃속이 편하다는 말은 걱정거리가 없다는 말과 같은 의미
로 쓰인다. 그런데 왜 걱정거리 없는 행복한 상태를 편한 뱃속에 비
유했을까?

사람은 뱃속이 불편하면 일에 집중이 안 되고 짜증이 난다. 좋은
일이 있어도 충분히 즐길 수 없고 나쁜 일이 있을 때는 더욱 기분
이 나빠진다. 현대인들은 이 뱃속 편한 상태를 경험해본 사람이 많
지 않은 것 같다. 도대체 뱃속이 편한 건 어떤 상태일까? 정말로
뱃속이 편해지면 사람은 기분이 좋아지고 힘이 나며 머리도 맑아

진다. 뱃속이 편하다는 건 소화기에 부담이 없다는 것인데, 두 가지 조건이 맞아야 소화기에 부담이 없는 상태가 된다. 첫째, 소화기가 튼튼해야 한다. 둘째, 소화기에 부담 없는 음식을 먹어야 한다.

그런데 이 두 가지의 조건은 사실은 별개의 것이 아니라 상당히 연관성이 많다. 사람들의 소화 기능은 개인에 따라 다소 차이가 난다. 소화 기능이 좋은 사람과 약한 사람이 있는 것을 보면, 타고난 체질인 것처럼 보이기도 한다. 그러나 소화 기능에 타고난 차이가 있다 해도 몸에 맞는 음식과 생활습관을 가지면 대부분의 사람들이 뱃속 편한 상태를 유지할 수 있다. 소화 기능이 다소 약해도 식생활 개선을 통해 소화 기능이 좋아질 수 있고, 튼튼한 소화기를 타고났어도 몸에 부담을 주는 음식을 계속 먹다 보면 과부하가 걸리면서 소화 기능이 점점 떨어지는 것을 볼 수 있다.

타고난 상태가 어떻든지 간에 소화 기능이 좋아지려면 몸 상태에 맞는 음식을 먹어야 한다. 위산 과다인 사람이 몸 상태를 고려하지 않고 입에서만 좋은 달고 맵고 자극적인 음식을 계속 먹으면, 점점 소화 기능이 저하되어 다양한 증상과 질병으로 이어지는 원인이 된다. 이렇게 되면 뱃속 편한 삶은 먼 이야기가 될 수밖에 없다.

잘 먹는다는 것

건강을 이야기할 때 흔히 하는 말로 "잘 먹고 잘 자고 잘 싸면 된다"는 이야기가 있다. 못 먹는 사람도 있냐, 잘 먹는 것이 뭐 그리 대수냐 생각할 수 있지만 그리 간단치만은 않은 이야기다. 일견 그다지 어려운 일이 아닌 듯 보이지만, 잘 먹지 못해 고생하는 분들을 진료 현장에서 자주 볼 수 있다. 아이들이 밥을 너무 안 먹어서 고민인 경우도 있고, 어르신들이 입맛이 떨어져서 먹는 게 힘들다는 경우도 있고, 너무 과로하면 입이 깔깔해서 못 먹겠다는 직장인이나 주부들도 흔히 볼 수 있다. 드물긴 해도 평소에 입이 짧아서 못 먹는다는 분들도 있고, 특정 음식을 전혀 손대지 않는 분들도 자주 볼 수 있다.

삼시 세끼를 챙겨 먹기 어려웠던 시절에는 무엇이든 먹을 수 있다면 그걸로 충분했다. 그러나 요즘 끼니 걱정을 하는 사람은 흔치 않다. 오히려 양보다는 질이 중요해진 시대다. 움직임이 많지 않은 현대인들 입장에서는 단백질과 지방을 충분히 섭취하고 탄수화물은 소량 섭취하는 식사로 먹는 것이 좋다.

기존의 상식으로는 '영양의 균형이 잡힌 식사'라고 하면 탄수화물을 주로 해서 단백질 소량과 야채 반찬을 충분히 먹는 식사를 떠올릴 것이다. 앞서 몸의 상태에 맞춰 소화기의 기능을 활성화시킬 수 있고 소화기에 부담이 안 되는 음식을 먹는 것이 '잘 먹는 것'이라고 했다. 현대인은 위산 과다로 인해 알칼리 소화효소를 담당하는 담·췌장·십이지장의 기능에 과부하가 걸린 상태이므로 이 책에서는 저탄수화물 고필수지방의 식습관으로 바꾸는 것을 권하는 것이다. 특히 체내 대사 조절을 위해서는 질 좋은 지방, 즉 필수지방산을 꼭 챙겨먹어야 한다.

간혹 몸에 필요한 영양소인데 흡수가 힘든 경우가 있다. 이럴 때는 흡수가 잘 이루어지도록 치료를 해줘야 한다. 필수지방산과 같은 꼭 필요한 영양소를 잘못된 식습관 때문에 장기간 섭취하지 못하면 다양한 질병에 걸릴 확률이 높아진다.

이 책에서 말하는 '뱃속이 편하다'는 것은 몸을 유지하고 관리하는 재료인 음식을 먹었을 때 속이 더부룩하거나 불편함이 없고, 머리가 맑아서 식곤증 등의 증상이 없으며 팔다리가 무겁지 않고 가벼운 상태를 말한다.

뱃속을 편하게 하려면 우선 과식을 하지 않아야 한다. 그러나 사람들은 단지 배고픔을 해결하기 위해서만 먹지는 않기 때문에 필요 이상의 음식을 섭취하는 일이 많다. 그리고 단지 소식만으로 뱃속이 편안해지지는 않는다. 먹는 양도 중요하지만 꼭 먹어야 하는 걸 섭취하고 있는지 그 내용도 중요하다. 과식을 안 하겠다고 먹는 양만 줄이면 쉽게 허기가 져서 다시 군것질을 하게 된다. 이것은 탄수화물의 섭취만 높아지는 결과적으로 좋지 않은 선택이 돼버리는 경우가 많다. 소화 기능이 활발해지려면 위, 담, 췌장, 십이지장의 기능에 도움이 되는 음식을 먹어야 한다. 이런 소화기에 도움이 되는 음식을 먹으면 정상적인 소화 기능을 유지할 수 있고 뱃속 편한 삶을 사는 것도 가능해진다.

"탄수화물 식사로는 쌀밥이 좋고 매끼마다 3분의 1공기 정도만 드세요."라고 말하면 나이 들수록 밥심으로 사는 건데 그렇게 먹고 어떻게 사느냐고 하는 분이 많다. 탄수화물을 제한하고 담, 췌장, 십이지장의 기능을 활성화할 수 있는 단백질과 필수지방을 같이 먹다 보면, 처음에는 과도기가 있을 수 있지만 대식가였던 사람도 먹는 양이 점점 줄어들어 소식이 가능해진다. 습관화하는 데 시간이 걸릴지라도 시도해볼 가치는 충분하다.

좋은 단백질과 좋은 지방을 섭취하려면

좋은 음식이란 단백질, 지방, 탄수화물의 3가지가 균형을 이룬 것이다. 그런데 균형을 이루었다는 건 어떻게 받아들여야 할까.

단백질과 지방은 인체를 구성하는 필요 물질, 탄수화물은 몸에 필요한 에너지를 공급하는 것으로 생각하면 이해하기 쉽다. 몸이 자동차라면 단백질과 지방은 차체를 만들고 유지하는 재료이고, 탄수화물은 휘발유이다. 건강하고 순환이 잘 되는 몸을 만들려면 양질의 단백질과 양질의 지방을 섭취해야 하는데, 좋은 단백질을 먹으려면 필수아미노산이 많이 함유된 육류를 먹어야 하고, 좋은 지방을 먹으려면 포화지방보다는 불포화지방(필수지방산)을 많이 섭취해야 한다. 또 탄수화물은 인체에 필요한 양보다 많이 먹으면 피하지방과 내장지방으로 바뀌므로 과도한 섭취는 자제해야 한다.

좋은 단백질의 조건인 필수아미노산은 일반적으로 육류에 많이 있는데, 육류의 종류가 다양하기 때문에 가이드가 필요하다. 예전에는 육류를 거의 섭취하지 못했기 때문에 어떤 형태의 육류를 먹더라도 도움이 되었다. 하지만 지금은 많이 먹어서 문제가 되는 시대이므로 몸에 더 좋은 육류와 덜 좋은 육류를 구분해서 먹어야 한다. 한국인의 육류 섭취는 소고기, 돼지고기, 닭고기, 오리고기가 주를 이루고 있다. 이것을 노폐물이 쌓이는 양을 기준으로 분류해 보면, 소고기와 닭고기는 과식하면 몸에 도움이 되지 않고, 돼지고기와 오리고기는 많이 먹어도 몸에 탈이 적다.

육류는 단백질과 지방을 함께 품고 있는데, 필수지방산(불포화지방)과 포화지방이 함께 존재한다. 포화지방은 몸에 필요 이상 공급되면 혈관에서 문제를 일으킬 수 있기 때문에 좋지 않고, 불포화지방은 충분히 공급되지 않으면 문제가 생긴다. 그런데 요즘 사람들은 탄수화물 과다인 반면에 필수지방산은 부족 상태다. 포화지방은 탄수화물만 섭취해도 몸에서 합성할 수 있지만, 필수지방산은 음식으로 섭취해야 하고 몸에서 만들어낼 수 없기 때문에 '필수'라는 말을 붙이게 되었다.

조리된 소고기와 닭고기의 기름은 포화지방의 함량이 많아서 소화기에 부담이 되는 음식으로 분류하고, 조리된 돼지고기와 오리고기의 기름은 필수지방산을 많이 품고 있는 음식으로 소화기에 부담이 적은 음식이면서 반드시 필요한 음식이 된다.

들어간 것이 잘 배출되려면

뱃속 편한 삶을 위해서는 잘 먹는 것과 함께 잘 배설하는 것도 중요하다. 몸은 항상성을 유지하기 위해 들어온 것이 있으면 나가는 것도 필요하다. 이 배설 과정이 잘 안 되면 몸에 노폐물이 정체되기 시작하는데, 처음에는 가벼운 불편함이라 해도 오랫동안 배설을 잘 못하면 질병의 원인이 되고 만다.

우리가 먹는 음식은 소화, 흡수, 대사 과정을 거친 후 영양분은 남고 나머지 찌꺼기들은 몸 바깥으로 배출된다. 대표적인 것이 대변과 소변인데, 진찰 중에도 환자의 배변 상태를 참고할 때가 많다. 대답은 "괜찮다"고 하는데 자세히 진찰하면 괜찮지 않은 경우도 종종 있다. 보통 하루에 한 번 대변을 보면 괜찮다고 여기는 경우가 많지만, 횟수만큼 대변의 상태도 중요하다. 대변이 풀어지거나 딱딱하거나 배변 후에 뒤가 무지근한 증상이 있을 때는 좋은 상태라고 보기 어렵다.

대변을 잘 보면 몸도 가볍고 머리도 개운하고 기분이 상쾌해야 한다. 대변을 시원하게 보면 기의 순환이 아주 잘 되면서 전신에

기가 원활하게 돌아가기 때문에 머리도 상쾌해진다.

소변의 경우에는 어떤 것이 잘 배설하는 것일까?

보통 하루에 5~7회 정도면 정상적인 소변의 횟수로 생각한다. 이때도 횟수만큼 상태가 중요한데, 소변 색과 양 등을 살펴봐야 한다. 하루 중 소변 횟수는 먹고 마시는 종류에 따라 달라지기도 하지만, 아침 첫소변은 조금 진하고 낮에는 맑은 색의 소변이 나오는 것이 정상이라고 본다. 또 소변의 냄새가 진한 것도 좋지 않은 상태이며, 소변을 볼 때 힘이 있어야 한다. 소위 말하는 오줌발이 약하면 좋지 않은 것이고, 시원하게 나오고 뒤끝이 개운한 느낌이 있어야 좋은 것이다. 마찬가지로 소변을 보고 나서도 몸이 가벼워야 정상이다.

대변과 소변이 잘 만들어지고 시원하게 나오려면, 기본적으로 소화기의 위산 중화 작용이 잘 되고 장에서 흡수와 연동운동이 정상화되어야 한다. 대소변의 이상 징후가 생기는 것은 소화기의 기능 이상이나 저하가 원인이다.

대소변 외에도 땀도 배설물 중의 하나이다. 대변과 소변을 규칙적으로 개운하게 볼 수 있는 것은 건강의 척도이며, 운동을 하면서 근육에 열이 발생해서 좋은 땀을 시원하게 흘리면 몸에 좋은 영향을 준다. 똑같이 땀이어도 사우나처럼 더운 곳에서 흘리는 땀은 너무 잦거나 지나치면 건강을 잃는 원인이 될 수 있다.

절대 피해야 할 식사 습관

특별한 질병을 진단받지 않았는데 일상생활을 하는 데 지장을 받을 정도로 변비, 설사, 더부룩함, 속쓰림, 두통 등 불편한 증상에 시달리는 현대인들이 많다. 그중 거의 대부분은 소화기가 정상적인 기능을 못해서 발생하는 증상이다. 그 원인을 살펴보면 3가지 정도로 압축할 수 있다.

첫째, 균형 잡힌 식사를 못한다. 음식은 소화기가 처리해야 할 대상이기도 하지만 소화기를 움직이는 원인이다. 각각의 소화기가 제 역할을 하려면 꾸준하고 지속적인 움직임이 필요한데 소화기의 역할이 제한되는 음식을 지속적으로 먹으면 기능 저하가 생길 수 있다. 또 특정 음식만 지속적으로 먹으면 영양소의 균형이 깨져 소화기의 기능 저하를 일으키기도 한다.

둘째, 맛에 현혹되어 음식을 먹는다. 단맛을 내는 군것질과 각종 인스턴트 음식, 맵고 짠 자극적인 음식을 자주 먹으면 소화기에 부담을 준다. 위장도 역시 쉬어가는 시간이 필요한데 단맛을 내는 음식을 끊임없이 먹다 보면 탄수화물 중독이 생겨서 배불러도 음식을 더 먹는다. 소화기가 쉬지 못하면 과부하로 인해 소화기 기능 저하의 원인이 된다.

셋째, 몸에서 필요한 음식의 양보다 많거나 적게 먹는다. 하루에 필요한 음식의 양은 사람마다 활동량에 따라 다르다. 개개인의 상태를 고려하지 않고 필요량보다 과하거나 부족하게 먹으면 소화기에 문제를 일으킨다. 예를 들어 육체노동을 하는 사람과 정신노동을 하는 사람의 음식량은 다르다.

소화기 문제로 병원에 가면 의사들이 항상 하는 말이 있다. 소식하고 맵고 짜지 않게 규칙적인 식사를 하라는 것이다. 의사들은 위장병이나 소화불량 증상에 왜 이런 말을 반복하는 것일까? 소화기 병이 치료가 잘 안 되고 재발하는 이유는 치료를 통해 좀 나아졌다 해도 소화기에 부담이 되는 식사를 하면 다시 좋지 않은 상태로 돌아가기 때문이다.

그런데 소화기에 부담이 되는 것이 불규칙한 식사와 맵고 짠 음식이 전부일까? 이 대목에서는 좀 더 생각해 볼 여지가 있다. 개개인의 소화 기능에는 차이가 있기 때문에 음식을 먹을 때 자신의 소화기가 부담을 느끼는지 편안함을 느끼는지 스스로 관찰하는 연습이 필요하다. 남들이 어떻다더라 하는 것은 별 의미가 없다. 내 몸이 나에게 말하는 것을 느끼고 존중하는 것이 우선이다. 내 몸은 내가 제일 잘 알 수 있기 때문에 스스로 주체성을 가져야 한다. 의사들에게 도움을 받아야 할 부분은 진단을 내리고 약 처방을 받는 것이다. 내 몸이 낫기 위해, 치료 후 재발 방지를 위해 내 몸은 내가 달래야 하는 것이다. 옛날 선비들도 의학서를 상식 삼아 읽곤 했다. 무조건 받아들이기보다는 자신의 몸을 살피고 이해하는 데 도움을 받는 도구로서 건강서를 활용해도 좋겠다.

음식은 시대에 따라 변한다. 현재 대한민국의 음식 트렌드는 30여 년 전과는 전혀 다른 양상을 지닌다. 색다른 것을 찾는 탓에 유행의 속도가 너무 빠르고 음식은 다양해졌다. 전 세계의 음식이 상시 소개되고 맘만 먹으면 언제든지 먹을 수 있는 환경이다.

이런 상황에서 내 몸을 편하게 하는 음식이 무엇인지 기준 없이 먹다 보면, 다른 인종과 다른 환경에 적응하면서 만들어진 음식을 무작정 맛만 따져서 먹게 된다. 현대인들이 먹는 음식은 퓨전이라는 형식으로까지 변화가 생기면서, 내 몸에 도움이 되는지 고려하기보다는 맛과 비주얼을 중요시하는 현실이 되었다. 방송에서 자주 비치는 음식들이 과연 우리의 건강에는 얼마나 도움이 될 수 있을까. 무조건 받아들이기만 할 일은 못 된다.

현재 한국인들의 소화기 상태는 위산 과다인 사람이 대부분이다. 또 필수지방산이 부족한 상태다. 따라서 제일 우선적으로 먹어야 할 것은 신선한 단백질과 더불어 필수지방산을 풍부하게 함유한 음식들이다. 또 밀가루 음식처럼 위산 분비를 자극하는 음식은 가능한 적게 먹어야 한다.

오리고기,
돼지고기가 갑이다

대체로 음식 선택에 신중한 한의사들은 육류를 그다지 즐기는 편이 아니다. 그런 한의사들이 육류 중에서 가장 많이 먹는 고기는 아마도 오리고기일 것이다. 직업상 오리고기의 효능을 가장 잘 알 수밖에 없기 때문이다.

'대장금'이라는 드라마를 보면 임금의 병증을 밝혀내지 못하는 내의원에서 유황오리를 먹고 탈이 난 것이라며 주인공 장금이에게 죄를 뒤집어씌워 고초를 겪는 장면이 나온다. 주인공 장금이는 오리가 유황을 먹으면 육질이 좋아지고 오리들이 건강해진다고 말한다. 오리가 유황의 독 성분을 해독시켜 독소는 빠지고 약재로서 유황의 좋은 성분만 품게 된다는 이야기도 나온다. 그런 건강한 오리를 먹은 사람도 역시 건강해질 것이다.

돼지고기와 함께 오리고기는 열에 강한 필수지방산을 함유하고 있기 때문에 여러 육류 중에서도 가장 좋은 고기라고 할 수 있다. 이 두 가지는 요리를 해도 필수지방산이 거의 변성되지 않는다. 특히 암수술 후 회복기에 있는 환자들이 먹으면 효과가 좋다. 항암제 치료를 받으면서 흔히 나타나는 피부 증상, 메슥거림, 관절 통증, 무기력, 불면증 등의 증상들이 현저하게 개선될 정도로 몸에 이로운 작용을 한다. 몸의 자생력을 키우는 데 필요한 필수지방산이 있기 때문인데, 암은 자생력이 약해지면 걸리기 쉬운 질병이다.

암 예방에 좋은 필수지방

암은 신체 조직의 자율적인 과잉 성장에 의해 비정상적으로 자라난 덩어리를 말한다. 여러 가지 원인에 의해 세포 자체의 조절 기능에 문제가 생기면, 정상적으로는 사멸돼야 할 비정상세포들이 과다 증식해 기존의 구조를 파괴하거나 변형시키는 질병이 암이다.

그렇다면 사람을 죽음으로 이끌 수도 있는 이런 이질적인 세포는 왜 몸에 생기는 걸까? 세포는 평균 28일 주기로 계속 바뀐다. 기존의 세포가 사멸하기 전에 세포분열을 해서 똑같은 세포를 만들어놓기 때문에 몸이 같은 상태를 늘 유지하는 것이다. 그런데 그 과정에서 명령체계가 잘못 이루어지면서 암세포가 만들어지는 것이다. 암 바이러스는 암을 일으키는 설계도 RNA를 가지고 있는데, 이 RNA가 정상세포의 DNA에 파고들어가 결합해 버리면서 정상 세포가 암을 일으킨다.

RNA 중에는 아미노산을 운반하는 tRNA가 있는데, 이것을 만들 때 가장 중요한 재료가 되는 게 바로 필수지방산이다. 이것이 우리가 암에 걸리지 않기 위해 필수지방산을 먹어야 하는 이유다. 필수지방산은 리놀렌산(오메가3 지방산)과 리놀레산(오메가6 지방산)이 알려져 있는데, 체내에서 필수지방산은 심장세포의 지속적인 존재와 사멸에 매우 중요한 역할을 하기도 한다.

체내에서 합성되지 않는 필수지방산은 반드시 음식을 통해 섭취해야 하는데, 돼지고기 기름, 오리고기 기름, 생선회, 변성되지 않은 식물성 기름에 많이 들어 있다. 식물성 기름 중에는 생들기름, 올리브오일, 견과류에 많다.

여기서 생들기름이라 함은 기름을 짤 때 들깨에 전혀 열을 가하지 않은 것을 말한다. 문제는 현실이 우리를 도와주지 않는다는 것이다. 들깨를 볶아서 짜야 기름도 많이 나오고 고소한 냄새를 풍길 수 있는 탓에 방앗간에서 구매하든 마트에서 구매하든, 볶아서 짜낸 들기름밖에는 구할 수 없는 것이 현실이다.

그런데 최근에 생들기름이 건강에 좋다고 알려진 뒤 시중에 다양한 생들기름을 판매하는 경우가 생겼다. 우리들이 생각하는 생들기름이란 필수지방산이 열에 의해 변성되지 않은 순수한 기름을 말하는데, 시중에 파는 대부분의 생들기름은 단지 볶지 않았을 뿐 쪄서 만든 것들도 생들기름이라고 말하는 모양이다. 열을 전혀 가하지 않으면 생산량이 너무 적어지기 때문에 수증기에 쪄서 만드는 것이다. 들깨를 찐 다음 기름을 짜면 필수지방산은 변성이 되어 역시 좋은 효과를 보기 어렵다.

신선한 생들기름을 구할 수 있는 곳으로 필자들이 찾은 곳이 있는데, 의성에 있는 e-방앗간이라는 곳이다. 여기서는 압착 방식으로 짜는 생들기름을 팔고 있는 것을 보았다.

다이어트할 때도 좋은 오리고기

오리고기는 다른 육류와 달리 알칼리성 식품으로, 체내에서 노폐물로 축적되지 않는 불포화지방산이 다른 고기보다 월등히 많고 필수아미노산과 각종 비타민도 풍부하다. 좋은 음식을 소식하는 게 가장 좋은 식사법이지만 충분히 배부를 만큼 먹고 싶다면 오리고기나 돼지고기로 배를 채우는 것이 좋은 방법이 된다. 탄수화물처럼 중독성이 있는 것이 아니기 때문에 어느 정도 배가 차면 멈출 수 있다.

오리고기는 단백질이 쌀밥의 6배, 콩의 1.4배이며, 비타민은 닭고기보다 3.35배가 더 많다. 특히 비타민C, 비타민B_1, 비타민B_2의 함량이 높아 집중력과 지구력을 길러주고 몸의 산성화를 막아준다. 또한 칼슘, 인, 철, 칼륨도 풍부하다.

오리고기의 효능에 대해서는 이미 여러 기록에도 나와 있다. 『동의보감』에는 "오리고기는 오장육부를 매우 편하게 해주는 작용이 있다"고 쓰여 있다. 『본초강목』에는 "오리고기는 해독 작용을 하고 혈액순환을 도우며 생활습관 때문에 생긴 병에 특효가 있다"고 적고 있다. 그 외에도 고혈압, 중풍, 신경통, 동맥경화, 허약 체질을 개선하는 효능이 있다고 기록되어 있다.

아이들에게도 좋은 돼지와 오리의 지방

오리고기 못지않게 돼지고기의 필수지방산도 매우 좋다. 돼지고기의 삼겹살에서 기름이 많은 부위에는 굉장히 좋은 필수지방산이 있다. 그런데 간혹 부모들이 아이들에게는 기름이 안 좋다고 생각해서 돼지고기 기름 부분은 자신이 먹고 아이들에게는 살코기만 잘라주는 경우가 많다. 결과적으로 몸에 좋은 부위는 부모만 먹는 것이다. 육류에 대한 올바른 정보만 있어도 더 많은 사람들이 건강한 삶을 살 수 있을 것이다.

오리고기는 성인은 말할 것도 없고 성장기 아이들에게도 매우 좋다. 필수지방산 외에도 비타민A와 B군이 다른 육류에 비해 많기 때문에 한창 발육하는 데 필요한 원활한 체내 대사 조절, 성장기 발육 촉진, 피로 회복, 면역력 강화에 매우 좋다. 칼륨, 인, 마그네슘, 칼슘, 철, 아연 등의 무기질 함량도 높아 아이들은 살이 찌지 않으면서 충분한 영양을 섭취할 수 있다. 그 외에도 콜라겐, 황산 콘드로이틴 등의 함량이 높아 피부미용과 뼈, 관절, 연골의 생성에도 기여한다.

따라서 어른은 물론 성장기 아이들에게 어떤 육류보다 오리고기와 돼지고기를 먹이는 게 좋다.

고등어는
회로 먹는 것이 좋다

생선에는 몸에 좋은 필수지방산인 오메가3, 오메가6, 오메가9, DHA 등이 많이 들어 있다. 두뇌 발달에 좋다는 오메가3가 생선 기름에 많이 있다고 알려지면서 수험생이나 성장기 어린이의 식단에 많이 들어가게 된 것이 등푸른생선이다.

그런데 문제는 생선 속의 필수지방산인 오메가3는 열에 굉장히 약하다는 것이다. 지방이나 단백질은 변성이 많을수록 소화에는 좋지 않다. 등푸른생선을 구이, 조림 등으로 먹으면 소화가 잘 안 되고 가스가 차고 설사가 나거나 심한 경우 두드러기까지 나는 경우도 있다. 흰살생선보다 등푸른생선을 먹었을 때 유난히 소화가 안 되면서 트림이 잦거나 아토피가 심해지는 사람도 있다.

오메가3 하면 등푸른생선인 고등어, 꽁치, 아지, 삼치, 정어리, 참치 등을 떠올리지만, 이런 몸에 좋다는 생선을 먹고 두드러기가 올라오거나 알레르기 반응이 나타나는 사람을 주변에서 어렵지 않게 볼 수 있다. 그 사람들은 의사에게 등푸른생선을 먹지 말라는 처방을 받기도 한다. 왜 그럴까?

요리의 재료 못지않게 중요한 것이 조리법이기 때문이다. 식재료의 특성에 맞지 않는 조리법으로 요리를 하면 몸에 해로운 물질이 생성된다. 소화 기능이 좋지 않은 사람은 이것을 처리하지 못하기 때문에 알레르기 반응이 나타나는 것이다. 흰살생선보다 필수지방산을 풍부하게 함유하고 있는 등푸른생선을 가열해서 먹는 경우에는 신경을 써야 한다. 등푸른생선을 가열해서 먹으면 좋은 기름을 나쁜 기름으로 바꿔서 먹는 것과 같기 때문이다.

필수지방산 섭취를 위해 생선을 먹을 때 가장 좋은 방법은 회로 먹는 것이다. 지방의 파괴나 변성이 전혀 이루지지 않은 상태이기 때문이다. 생선 중에 가장 좋은 불포화지방산을 갖고 있는 고등어, 아지, 꽁치 같은 등푸른생선들도 회로 먹었을 때에 한해서 가장 좋은 지방이라고 할 수 있다.

생선의 지방은 열에 약해서 고등어를 구워먹거나 조림을 해서 먹으면 지방에 변성이 온다. 속이 안 좋거나 아토피가 올라오거나 몸에 불편한 증상이 있는 사람이라면, 구이나 조림으로 등푸른생선을 먹지는 않았는지 점검해 볼 필요가 있다. 그런데 가까운 마트에서 생선을 구입할 때는 신선도가 떨어져 있거나 냉동된 것밖에 살 수 없는 경우가 많다. 현실적으로 집에서 등푸른생선을 회로 먹기에는 무리가 있다. 이런 환경을 고려한다면 집에서는 차라리 필수지방산이 부족하더라도 흰살생선을 오븐에 굽거나 찜으로 먹는 것이 좋은 선택이 될 수도 있다.

흰살생선을 식물성기름(식용유)으로 튀기면 트랜스지방이 만들어지고 양념을 강하게 한 조림으로 요리하면 위산 과다를 일으킨다. 따라서 오븐에 굽거나 양념을 적게 한 찜으로 먹는 것이 소화기 부담을 덜어주는 섭취법이 된다. 생선을 먹을 때 열을 가하는 정도에 따라 구이보다는 조림이, 조림보다는 찜이 좋은 조리법이다.

올리브 오일의
강력한 효능들

비만 환자가 많은 미국에서는 지방 섭취량을 하루 총 열량의 20~35%로 권장하고 있다. 우리나라 사람들의 하루 지방 섭취량이 20~25%라고 하는데, 이중 상당수는 식물성 지방이다. 한국의 전통적 식단 구성으로 보면 나물을 무치고, 기름에 볶는 음식이 많아서 들기름, 참기름, 콩기름 등의 식물성 기름을 사용할 일이 많기 때문이다.

간혹 고지혈증이 있는 분이 콜레스테롤 수치를 낮춰야 한다며 지방은 전혀 먹지 않으려고 하는데, 그건 좋은 방법이 아니다. 오히려 양질의 필수지방을 섭취하면 콜레스테롤 수치를 저하시킬 수 있다. 올리브 오일, 카놀라유, 아보카도 오일, 콩기름 등이 콜레스테롤을 낮추는 역할을 하는 대표적인 식물성 기름들이다. 다만, 열을 가하지 않고 생산한 기름이어야 한다. 일반적으로 시중에 나와 있는 기름은 볶거나 쪄서 생산량을 늘리는 방법으로 만들어진 기름들이다. 성분표에 보면 트랜스지방 함량이 거의 제로에 가깝지만 만들어진 과정 자체가 좋지 않기 때문에 좋은 기름이라고 하기에는 어렵다.

건강을 위해 매일 아침 생들기름을 한 스푼씩 먹는 사람들도 많다. 볶지 않고 짜낸 생들기름은 리놀렌산 등의 불포화지방산이 풍부해서 혈액 중 콜레스테롤 수치를 떨어뜨려 동맥경화 예방에 좋다. 생들기름이 함유하고 있는 리놀레산은 스트레스에 대항하는 부신피질호르몬이나 남성호르몬을 활발하게 분비시키는 작용을 하며, 비타민E는 혈관을 청소하는 역할을 해서 피부를 윤기 있게 해주고 노화를 억제해 준다. 또 심장과 혈관의 기능을 도와 온몸에 활력을 주면서 간장을 튼튼하게 만들기 때문에 해독 작용에도 좋다.

열을 가하지 않고 압착 방식으로 짰다면 생들기름도 아주 좋은 필수지방산이다. 그러나 지방 중에서 가장 으뜸은 올리브 오일이다. 지방의 변성이 없이 필수지방산을 좋은 기름 상태로 품고 있어야 한다는 조건을 갖춘 가장 대중적인 기름은, 압착 방식으로 생산한 올리브 오일 중 엑스트라 버진이다. 신이 내린 최고의 선물이라는 찬사를 받고 있는 올리브 오일은 양배추, 요구르트와 함께 세계 3대 장수식품으로 꼽힐 정도로 몸에 좋은 여러 가지 효능을 지니고 있다.

올리브 오일을 매일 한 스푼 정도 상시 복용하면 몸의 여러 부분에서 복합적이고도 놀라운 개선 효과를 볼 수 있다. 올리브 오일을 꾸준히 오랫동안 먹으면 우선 혈액의 응고를 감소시켜 좋은 콜레스테롤HDL의 비율을 높이고 콜레스테롤의 혈관 침착을 막아준다. 항응혈제로서 혈액의 점도를 낮추어 혈액 순환을 돕기 때문에 혈전(혈관 속에서 피가 굳음)이나 폐색(막힘) 예방에도 좋다.

올리브 오일을 많이 먹고 사는 크레타 섬 사람들은 심장병이나 암에 의한 사망률이 세계에서도 매우 낮은 편이라고 하는데, 올리브 오일은 심장을 튼튼하게 하는 효능이 있다고 한다.

올리브 오일에는 항산화 작용을 하는 다량의 폴리페놀이 함유되어 있어 세포의 노화를 억제시킴과 동시에 발암물질로부터 보호해주는 기능도 있다. 한편 올리브 오일의 폴리페놀 성분은 위궤양을 유발하는 헬리코박터 파일로리균을 억제시키는 역할도 한다. 강한 위산이 분비되는 위 속에서도 폴리페놀이 살아남아 항생제 내성을 가진 헬리코박터 파일로리균까지 없애주는 것이다. 뿐만 아니라 올리브 오일을 다량 섭취하면 칼슘 흡수를 도와 골다공증 예방을 돕는다.

올리브 오일이 다방면으로 몸에 좋다는 건 더 이상 새로운 이야기도 아니다. 올리브 오일의 효능을 익히 잘 알고 있는 사람들은 매일 아침 한 스푼씩 음용하는 걸 습관화하기도 한다. 처음엔 설사, 피부 발진 등 명현 현상이 나타날 수 있지만 꾸준히 음용하면 여러 가지 증상에 대해 복합적인 개선 효과를 볼 수 있다. 다만 올리브 오일을 음용할 때는 전혀 열을 가하지 않고 생산된 엑스트라 버진 등급을 먹어야 한다. 주의할 점은 볶음이나 튀김 요리를 할 때 올리브 오일을 쓰면 열에 의해 필수지방산의 변성이 일어나기 때문에 오히려 몸에 안 좋다는 것이다.

생들기름을 구하기 어려운 현실에서 가장 쉽게 구할 수 있는 필수지방산은 마트에서 파는 엑스트라 버진 올리브 오일이다. 샐러드에 양념한다 생각하고 뿌리는 것도 좋고, 요리를 마친 후 먹기 직전에 올리브 오일을 뿌려먹으면 필수지방산 섭취에 도움이 될 것이다.

유럽 사람들은 오래 전부터 식탁에서 올리브 오일을 많이 먹어 왔다. 유럽인들은 빵을 올리브 오일에 찍어먹을 정도로 즐겨먹는다. 밀가루가 주 원료인 빵을 먹으면 가스가 차거나 배가 더부룩한 경우가 있는데 올리브 오일을 찍어먹으면 그런 현상이 없다.

여기서 올리브 오일의 다양한 효능들을 한눈에 정리해 봤다.

- 심혈관 질환의 위험을 낮춘다.

- 위염과 위궤양을 예방해 준다.

- 혈압을 낮춰준다.

- 단일불포화지방산이 체중이 늘어나는 걸 막아준다.

- 꾸준히 오래 복용하면 천식과 관절염을 예방해준다.

- 대장암 예방을 돕는다.

- 변비에 좋다.

- 노화 예방과 피부 미용에 좋다.

- 콜레스테롤 수치를 저하시킨다.

- 소화기를 건강하게 해준다.

- 간 기능을 향상시킨다.

- 혈당 조절을 해주어 당뇨병 예방에 좋다.

- 태아와 아이들의 성장과 발육을 돕는다.

- 아이들의 뇌 발달을 돕는다.

- 아이들의 뼈를 튼튼하게 해준다.

탄수화물이 과하면
노폐물이 된다

설탕이 만들어진 초창기에는 설탕을 두통약으로 사용하기도 했다. 옛날 사람들이 머리가 아프고 어지러웠던 이유는 대부분 체내 에너지원이 부족했던 것이 원인이었기 때문이다. 그럴 때 설탕한 숟가락을 먹으면 머리가 번쩍 열리는 느낌이 들고 두통도 사라지고 힘이 났다.

서양에서는 같은 이유로 티타임이 만들어지기도 했다. 과거에 일반 서민들은 귀족들처럼 음식을 잘 먹지 못했고 빵 한 조각, 감자한 개로 끼니를 때우곤 했다. 그 양은 고된 육체노동을 하는 사람에겐 턱없이 부족한 것이었는데, 차에 설탕을 타서 먹으니까 머리 아픈 것도 없어지고 힘도 나고 기분도 좋아지곤 했던 것이다.

하지만 현대인들은 육체노동량은 적고 열량 공급은 너무 많다. 그런데도 불구하고 커피 하나를 마실 때도 생크림, 설탕, 시럽을 많이 넣어 상당한 양의 칼로리를 먹고 있다. 심지어 저녁을 충분히 먹고 난 후에도 '케이크 한 조각쯤'이라고 생각하는 여성들도 많다. 요즘은 이런 형태의 과식으로 인해 소화기와 인체에 부담이 되어 두통이 발생하는 경우가 많다.

예전엔 부족함이 병의 원인이었으나 요즘은 지나친 영양 공급이 질병의 원인이 되는 것이다. 특히 탄수화물의 과다 공급은 많은 질병을 유발한다. 우리가 자주 먹는 대표적인 탄수화물로 쌀, 밀가루, 감자, 고구마, 옥수수, 과일 등이 있다. 누차 이야기했으니 과일도 탄수화물이냐고 묻는 분은 이제 없을 것이다. 과일은 과당이라는 탄수화물로 이루어져 있어서 많이 먹으면 당연히 살이 찐다. 따라서 "탄수화물을 줄이기 위해 과일로 배를 채웠다"는 말은 이상한 말이다. '당도 높은 과일'이라는 광고 메시지도 그다지 반가워할 소리는 아니다. 더구나 다량의 과당 섭취는 지방간을 부를 수 있다.

우리가 보통 '살'이라고 할 때 그것은 피부와 근육 사이에 있는 피하지방이나 복부에 쌓여 있는 내장지방을 말하는 것이다. 과잉 섭취한 탄수화물이 에너지로 다 사용되지 못하고 여분의 당이 대사 과정을 통해 지방으로 저장되는 것이 바로 '살'이며, 그렇게 축적된 과잉 탄수화물이 노폐물로 작용한다.

탄수화물의 소화·흡수와 당뇨

탄수화물은 우리가 흔히 알고 있는 '당'이다. 우리가 먹는 음식에는 대부분 당이 들어 있다. 특히 한국 사람의 주식인 쌀이 대표적이다. 당은 사람 몸속에 들어가는 순간부터 분해되기 시작한다. 입속의 아밀라아제는 당을 분해한다. 쌀밥을 오래 씹으면 나중에 천천히 단맛이 나기 시작하는데, 그것은 다당류에서 단당류로 분해되면서 나는 맛이다.

위 속에서 위산이 분해하는 것은 주로 단백질이다. 위액은 강산성인 탓에 탄수화물의 소화는 오히려 위에서는 어렵다고 한다. 그래서 밀가루 음식을 먹은 사람들 중에 속이 더부룩하다고 하는 사람들이 있다. 소화되지 않은 밀가루가 위 속에 정체되어 있으면 그렇게 느낄 것이다. 이것은 장 속으로 들어가서야 흡수가 된다.

탄수화물이 우리 몸의 주 에너지원인 것은 많은 사람들이 알고 있는 대로다. 몸속의 당은 세포 속의 미토콘드리아에서 에너지를 생성할 때 원료가 된다. 그래서 항상 혈액 속에는 일정량의 당이 있어야 사람이 생활하는 데 무리가 없다. 혈액 속에 존재하는 당들을 일컬어 '혈당'이라고 하며, 이 혈당량의 많고 적음에 따라 호르몬 분비와 몸의 상태가 변한다.

일반적으로 식사 후에는 혈당량이 급상승하지만 몸속에서 당이 사용되면서 그 양은 서서히 줄어든다. 식사 후에 적절한 혈당이 혈액 속에 들어오면 사람의 몸은 문제를 일으키지 않는다. 언제나 과한 것이 문제다. 혈당량이 올라갔다는 것은 사람의 몸이 에너지원을 많이 받아들였다는 뜻이다. 원시시대부터 사람은 항상 끼니가 부족했고 먹을 것이 없었기 때문에 에너지원이 몸속에 들어오면 일단 축적하도록 진화해왔다.

몸속에 탄수화물의 양이 많을 때 간에서 일부는 글리코겐으로 합성하고 또 일부는 초저밀도지단백VLDL으로 합성하는데, 이 VLDL이 체내에 지방세포로 들어가 중성지방을 만들어 저장하는 역할을 한다. 이런 VLDL이 작용하는 곳이 주로 복부 주변이고, 그것이 바로 내장지방이다. 집중적으로 쌓이면 흔히들 말하는 셀룰라이트가 된다.

그런데 이런 혈당들을 간으로 옮기는 역할을 하는 것이 인슐린이다. 혈당량이 올라가면 뇌에서는 인슐린을 많이 분비하라는 신호를 보내고, 췌장에서는 인슐린을 과하게 분비하기 시작한다. 이때 탄수화물은 간으로 옮기는 족족 지방으로 재탄생한다. 반대로 인슐린이 부족한 경우에는 혈당들이 혈액 속에서 지속적으로 머문다. 쉽게 말하면 혈액이 걸죽해지는 것이다. 이로써 혈액순환에 문제를 일으키고 과도한 에너지 활동을 만들면서 각종 합병증을 일으키기도 한다. 이것이 당뇨병이다.

당뇨병은 인슐린의 분비가 제한되면서 나타나는 것인데, 과도하게 혈당을 섭취하는 것이 장기간 지속되면 인슐린 저항성이 떨어진다. 쉽게 말해서 내성이 생겨서 아무리 혈당수치가 올라도 뇌에서는 인슐린을 분비하라는 명령을 내리지 못한다. 따라서 인슐린은 분비되지 않고 혈당이 높아지면서 문제가 되는 것이다. 반대로 어떠한 이유에 의해서 인슐린이 과도하게 분비되면 혈액 속의 혈당량이 계속 줄어드는 경우가 있다. 이런 양상을 보이는 당뇨병 환자들은 항상 혈당을 유지하기 위해서 사탕을 들고 다니기도 한다.

탄수화물 섭취 가이드

혈당 수치를 올리는 정도를 분류해서 만들어놓은 것이 GI지수표다. GI지수가 높을수록 혈당량을 빨리 올리는 음식이다. 대표적인 것들이 흰쌀밥, 밀가루, 감자, 설탕 등이 있다. 단맛을 느끼는 거의 모든 음식들이 GI지수가 높은데, 몸에 좋다는 과일도 그렇다.

한국 사람이 도정된 흰쌀밥을 먹기 시작한 지가 얼마나 됐을까. 아마도 한국전쟁 이전에는 대부분의 한국 사람들은 현미를 먹었을 것이다. 과거에 쌀밥은 부자들이나 먹었고 일반 평민들은 보리밥을 먹었다. 과연 흰쌀밥이 우리의 전통 음식일까.

밀가루 음식도 혈당량을 급격히 올린다. 빵은 물론 음식에 맛을 더하는 소스들도 마찬가지다. 전부 혈당량을 급격히 올리는 GI지수가 높은 것들이다. 감자도 GI지수가 매우 높은 음식 중에 하나인데, 흔히 땅 속에서 자라는 뿌리음식들이 대부분 GI지수가 높다.

그렇다면 GI지수가 낮은 탄수화물은 무엇이 있을까? 현미, 통호밀, 보리밥, 껍질째 먹는 고구마, 달지 않은 과일, 야채에 들어 있는 탄수화물 등 찾아보면 생각보다 많다. 아마 가공되어 나온 단맛을 내는 음식들만 피해도 고혈당 문제가 절반은 좋아질 것이다. 시중에 파는 거의 모든 음료와 쥬스에는 당이 들어 있다. 그것도 아주 많이 들어 있다. 특히 탄산음료가 그렇고, 각종 인공감미료, 천연감미료가 들어 있는 것들이 많다. 이런 것들만이라도 잘 구분해서 피할 수 있어도 건강에 아주 많은 도움이 된다.

탄수화물이 어쩌다가 우리의 적이 되었을까. 음식 산업이 발달하면서 보다 편하고 쉽게 맛있는 것을 추구하다 보니 탄수화물 식재료가 넘쳐나게 된 것 같다. 그러나 탄수화물이 절대 나쁜 영양소인 것은 아니다. 사람 몸에 반드시 섭취돼야 할 영양소다. 다만 과도한 것이 문제일 뿐이다. 시중에 나와 있는 수많은 당 첨가물을 잘 가려서 먹고, GI지수가 낮은 음식들 위주로 섭취한다면 건강 식생활을 지킬 수 있을 것이라 생각한다.

단백질과 지방이 변성되면
노폐물이 된다

단백질은 식물성 단백질이든 동물성 단백질이든 90% 이상 몸에 나쁘지 않다. 해로운 게 별로 없다. 다만 변성된 단백질은 주의해야 한다. 변성된 단백질을 먹으면 우리 몸 안에서 노폐물이 되기 때문이다. 단백질은 공기나 열에 가장 변성이 잘 되고 산화되는데, 이걸 섭취하면 체내에서 바로 노폐물이 된다. 우리나라 사람들이 즐겨 먹는 설렁탕과 곰탕은 소고기의 변성이 심한 음식이다. 몇 시간씩 푹 끓이기 때문에 변성이 이루어질 수밖에 없다.

2015년에는 세계보건기구WHO에서 소시지나 햄 같은 가공육을 1급 발암물질로 발표해서 파장이 일었던 적이 있다. 시중에서 파는 햄이나 소시지는 발색제, 방부제 등의 첨가물에 의한 변성이 심하므로 먹지 않을 것을 권한다. 그런 면에서 살펴보면, 소고기를 가장 잘 먹는 방법은 육회다. 이 상태는 단백질과 지방의 변성이 하나도 일어나지 않은 상태이기 때문이다.

한편 탄수화물의 변성은 떡에서 잘 나타난다. 찹쌀이든 멥쌀이든 그냥 밥을 해서 먹는 건 괜찮은데, 가루를 내서 떡을 해먹으면 많은 경우 점도가 높아져 소화기에 부담을 준다. 자연 그대로의 탄수화물을 먹는 것과 가공해서 변성된 탄수화물을 먹는 것은 우리 몸에서 노폐물이 생성되는 관점으로 보면 많은 차이가 있다.

지방의 경우에는 좋은 지방을 구분해서 먹어야 한다. 쉽게 말해 좋은 지방과 나쁜 지방이 있는데, 좋은 지방은 불포화지방, 나쁜 지방은 포화지방을 말한다. 요즘은 불포화지방이라는 말 대신 필수지방산이라는 말을 더 많이 쓴다. 우리 몸에 굉장히 필요한 지방이라는 의미니까 외우기도 더 쉽다. 소고기를 오랜 시간 끓이면 단백질만 변성이 되는 것이 아니라 지방도 마찬가지로 변성이 되어 좋지 않다. 육류 중에서는 소고기와 닭고기가 포화지방의 비율이 더 큰데, 포화지방은 60%, 불포화지방(필수지방산)은 40% 정도다.

반복해서 말하지만, 지방을 섭취할 때 가장 좋은 방법은 사실 생선을 회로 먹는 것이다. 지방의 파괴나 변성이 전혀 이루어지지 않은 상태이기 때문이다. 생선 중에 가장 좋은 불포화지방산을 갖고 있는 건 고등어, 아지, 꽁치 같은 등푸른생선이다. 물론 이 생선들도 회로 먹었을 때에 한해서 가장 좋은 지방이라고 할 수 있다. 생선의 지방은 열에 약해서 고등어를 구워먹거나 조림을 해서 먹으면 지방에 변성이 온다. 구이나 조림으로 먹는 등푸른생선은 먹지 않는 것이 좋다.

육류 중에서 가장 좋은 지방을 갖고 있는 건 오리고기인데, 불포화지방(필수지방산)이 60~70%이다. 비율의 차이를 숫자만 놓고 보면 소고기나 닭고기를 먹었을 때와 차이가 별로 나지 않을 것 같아도 우리 몸에서 일어나는 반응은 결코 사소하지 않다. 요리를 하기 전의 식재료와 요리를 한 후에 우리가 먹는 음식은 같은 성분이 아니다. 좋은 재료이지만 열을 받아서 만들어진 요리는 전혀 다른 것일 수도 있다. 먹고 나서 몸에서 느껴지는 변화를 잘 살펴보고 그것을 식생활의 기준으로 삼는 것이 가장 좋은 방법이다.

오리고기를 먹으면 필수지방산만 먹은 것과 같은 효과를 얻을 수 있다. 돼지고기, 오리고기, 생선회는 필수지방산 섭취에 단백질까지 얻을 수 있으니 현대인에게 가장 좋은 음식이라고 할 수 있다.

첨가물이
노폐물이 된다

패스트푸드점에 들어서면 가장 먼저 코를 유혹하는 것이 감자튀김 냄새다. 그런데 감자튀김은 왜 그렇게 맛있을까? 변형된 지방인 트랜스지방을 많이 포함하고 있는 튀김 기름 때문이다.

트랜스지방에는 아주 강력한 장점이 있는데 그것은 바로 고소한 맛을 낸다는 것이다. 기름에 튀긴 음식을 먹는 순간 뇌에서 엔도카나비노이드endocannabinoid라는 화합물이 나오는데, 이게 마약처럼 중독성을 일으켜 계속 먹게 된다. 일단 중독이 되면 피자 한 조각이면 될 것이 세 조각 네 조각 결국엔 한 판으로 늘어나고, 감자튀김도 한번 먹기 시작하면 자기도 모르게 자꾸 손이 간다.

그런데 이렇게 몸속에 들어간 트랜스지방은 결국 체내에서 노폐물이 되어버린다. 맛을 좋게 하는 첨가물과 화학조미료가 유해 판정을 받는 것은 바로 몸에 노폐물을 만들기 때문이다.

한의학에서 가장 기본이 되는 생리 이론 중에 '수승화강'이 있다. 수승화강은 신장의 맑은 수水기는 상승시키고 심장의 탁한 화火기는 하강시키는 이치를 말한다. 이 수 기운과 화 기운은 비록 다른 기氣이지만 언제나 함께 작용하고 있다. 건강을 위해서는 수승화강이 조화롭게 잘 이뤄져야 하는데, 체내에 생기는 노폐물은 수승화강이 일어나지 못하도록 방해해 열독이 쌓이는 기체증을 일으킨다.

노폐물이란 열과 화기가 쌓이는 것을 말하는데, 세계보건기구에서는 남녀노소 각각에 맞는 1일 섭취 권장 열량(칼로리)을 정해 놓았다. 하루를 정상적으로 살아가기 위해 그만큼의 열량을 섭취해야 한다는 것인데, 이 필요량에서 70~80% 정도만 먹어도 사람은 병이 나지 않는다. 몸의 밸런스가 유지되는 한 건강을 위협받지 않기 때문이다. 그런데 음식 섭취가 잘못되어 몸에 노폐물이 쌓이면 몸의 전체적인 밸런스도 깨져버린다.

몸에 경미한 이상이 있을 때 약부터 먹는 것은 좋은 방법이 아니다. 머리가 아파도, 뱃속이 불편해도, 허리와 어깨에 통증이 있어도 가장 우선적으로 고려해야 할 것은 삼시 세끼 먹어야 할 음식의 개선이다.

중국음식 증후군과 MSG

　우리가 먹는 가공식품에는 대부분 식품첨가물이 들어가 있다. 방부제, 산화방지제, 발색제, 화학조미료, 감미료 등 여러 가지가 있는데, 가공식품에 들어 있는 첨가물의 양은 허용 기준치 이하이기 때문에 별 문제가 없다고 말하는 사람들이 있다. 하지만 아무리 기준치 이하라 해도 장기간 섭취했을 때는 몸에 악영향을 끼친다. 『식원성 증후군』의 저자 오사와 히로시는 요새 아이들이 옛날과 다르게 난폭하고 집중력이 부족한 가장 큰 이유로 식품첨가물을 꼽기도 했다.

　이 첨가물들은 현대인들에게 노폐물을 남기는 성분이다. 이것이 우리 몸에 지속적으로 들어오면 몸의 밸런스를 깨뜨리는데, 요즘 사람들은 가공식품을 너무 많이 먹고 있다는 것을 감안하면 하나에 소량이 들어 있다 해도 결코 가볍지 않다. 특히 알레르기가 있거나 음식에 예민한 사람들은 항상 식품첨가물에 신경 써야 한다. 그래도 훈제오리나 와인과 같이 단순히 보존을 목적으로 첨가되는 첨가물은 좀 나은 편이다. 반면 맛을 내기 위해 첨가되어 사람들을 중독시키는 것들은 계속 먹도록 유도하기 때문에 더 문제다. 가장 대표적인 것으로 화학조미료의 주 성분인 MSG가 있다.

　1968년 로버트 호만 곽Robert Homan Kwok이라는 미국의 의사가 화학조미료가 많이 들어간 중국 음식을 먹고 나면 항상 뒷목이 당기고 머리가 아프며 피곤해지는 증상을 경험했다. 이런 증상을 의학 전문지에 기고하면서 세상에 알려진 것이 중국음식 증후군, 이른바 CRSChinese Restaurant Syndrome라는 것이다. 중국음식 증후군의 원인으로 주목한 화학조미료의 주 성분은 MSG(L-글루타민산나트륨)라는 것으로, 1908년 일본 도쿄대학의 기쿠나에 이케다 박사에 의해 다시마에서 추출된 것이다. 제5의 맛이라고도 하는 감칠맛을 내는 물질로 제2차 대전 기간 동안 전 세계적으로 널리 퍼진 식품 첨가물이다.

글루타민산은 신경전달물질 중 뇌에 가장 많이 분포하는 것으로 흥분성 신경전달물질의 일종이다. 소아가 장기간 섭취했을 경우 과잉행동장애, 학습장애, 자폐증, 우울증, 천식 등을 유발할 수 있다. 또한 과도한 양을 섭취했을 경우 뇌 세포의 세포막 투과도가 증가하여 간질과 같은 뇌 질환을 앓고 있는 소아들에게 나쁜 영향을 미칠 수도 있다. 또한 혈중에 산성을 증가시키므로 뼈 속에서 칼슘이 빠져나오도록 하고 신장에서의 칼슘 재흡수를 감소시켜 골다공증을 악화시키기도 한다.

화학조미료에 노출되는 시간이 많으면 혓바닥이 마비가 되어 미각까지 잃어버린다. 이때는 점점 화학조미료가 들어가지 않은 음식은 맛이 없다고 느끼고 화학조미료를 갈구하는 악순환에 빠질 수 있다. 따라서 외식을 하는 경우에는 가급적이면 화학조미료를 사용하지 않는 식당을 알아두었다가 그곳으로 가는 것이 좋다. 또 우리가 무심코 먹는 가공식품에는 화학조미료가 첨가된 것이 많으므로 항상 식품 라벨을 잘 살펴보는 습관을 가져야 한다.

아이들을 살리는 식습관 개선

중국음식 증후군은 질병의 원인이 되는 기체증을 유발한다고 볼 수 있다. 좋은 음식을 먹으면 몸이 가볍고 힘이 나는 것이 원칙이지만, 각종 첨가물이 가득한 음식을 먹으면 몸이 무겁고 힘든 증상이 나타나기 때문이다.

엄마가 첨가물 없이 요리를 해준다고 해도, 아이들이 초등학교 고학년 이상이 되면 스스로 먹을거리를 선택하면서 친구들과 편의점에서 컵라면이나 청량음료를 즐겨먹는 모습을 자주 목격할 수 있다. 아이들은 어른들과 달라서 맛이 선택의 기준이 되기 때문에 입에 좋은 음식을 더 좋아한다.

그래서 그런지 요즘 아이들은 예전 아이들에 비해 아픈 곳이 많다. 공통점을 살펴보면 머리에 열(火)이 몰린다는 것인데, 주의력 결핍, 행동장애, 성격장애, 대인관계 어려움 등이 나타나기도 한다. 또 성조숙증이나 성장장애 사례도 늘고 있는데, 컴퓨터와 온갖 종류의 디지털 기기 사용, 패스트푸드와 인스턴트 식품의 과잉 섭취, 다양한 스트레스, 오염된 환경 등이 아이들의 머리를 뜨겁게 만들고 있다.

음식은 아이 몸에 독이 되기도 하고 보약이 되기도 한다. 요즘에는 인스턴트 음식을 접하기가 너무 쉬워 어릴 때부터 빈번하게 접한다. 아무거나 잘 먹고 튼튼하게 자라면 좋겠지만 분명 몸에 이로운 음식과 해로운 음식은 있다. 아이를 생각한다면 밀가루, 설탕, 짠 음식, 인스턴트 음식, 가공식품 등은 최대한 자제시키는 것이 좋다.

청량음료, 과자, 피자, 햄버거 등의 가공식품은 체내 활성산소 생성을 촉진해 아이의 성장을 방해하고 건강을 해치는 원인이 된다. 인간이 생명을 유지하는 데 반드시 필요한 산소는 신체 대사 과정에서 불안정한 상태로 변하면 활성산소가 되어 세포막과 세포 속 유전자를 공격해 노화를 촉진하고 질병을 만든다고 알려져 있다. 또 혈액을 탁하게 만들어 세포나 조직을 손상시키고 면역력을 떨어뜨린다. 성장기 아이들에겐 뼈의 올바른 성장과 영양의 균형을 위해 탄수화물, 단백질(필수아미노산), 지방(필수지방산), 비타민, 무기질 등 여러 영양소의 고른 섭취가 꼭 필요하다.

조금 먹고 죽어라 운동해도
살이 안 빠지는 이유

  찬 기운은 위로 더운 기운을 아래로 내려가게 하는 '수승화강'의 원리를 이해하고 실천하면 요요 현상 없이 다이어트에 성공할 수 있다. 살을 빼는 방법이 좋지 않으면 요요는 반드시 오게 된다. 다이어트는 '어떻게' 살을 뺄 것인지가 그만큼 중요하다. 연예인 중에도 여러 차례 다이어트를 시도했지만 실패를 거듭하다가 성공했다고 나타나는 경우가 종종 있다. 대부분은 날씬해졌을 뿐만 아니라 복부 근육까지 멋지게 만들어 TV 이곳저곳에 나와 상의를 걷어 보인다.

  처음에 그들이 다이어트에 실패하는 이유는 음식량(특히 탄수화물)을 조절하면서 유산소운동만 했기 때문이다. 그럴 땐 살이 빠지기는 하지만 다시 요요가 오는 경우가 많다. 바람직한 방법은 음식 조절과 함께 근력운동을 병행하는 것이다. 근력운동을 통해 기초대사량이 높아지면 살이 덜 찌고 같은 칼로리를 섭취해도 소비하는 양이 크기 때문에 다이어트에 효과적이다.

처음에는 절식과 유산소운동만으로도 체중 감량이 되지만 어느 순간부터는 변화가 크지 않을 것이다. 그때는 근력운동을 하면서 근육량을 늘려줘야 한다. 이상적인 비율은 유산소운동 40%, 근력운동 60%이다. 근육이 지방을 태우기 때문에 근육량이 많으면 지방 소모량도 당연히 높다.

그런데 근육을 만들기 위해서는 필수아미노산이 필요하다. 이것은 단백질의 기본 구성단위이면서 체내에서 거의 합성되지 않기 때문에 반드시 음식으로부터 공급받아야 한다. 육류에 주로 많이 있기 때문에 식물성 단백질인 콩이나 두부 등으로는 필수아미노산의 섭취가 부족할 수밖에 없다.

근육의 크기를 키우고 볼륨감을 만들어주는 필수아미노산과 함께 반드시 필요한 것이 필수지방산이다. 근육이 운동을 하면 지방을 태워서 에너지로 쓰는데, 그 에너지로 쓰는 지방과 필수지방산은 완전히 다른 것이다. 근육이 에너지 대사 과정을 잘할 수 있도록 촉매 역할을 해주는 것이 필수지방산으로, 저장해 놓은 지방을 근육이 에너지로 사용할 때 그걸 잘 쓸 수 있게 만들어주는 역할을 한다. 이 필수지방산이 많이 함유된 대표적인 육류가 오리고기와 돼지고기이기 때문에 평소에 식단에 자주 등장시켜 주면 좋다.

근력운동을 통해 근육을 키우면 수승화강도 잘 된다. 좋은 음식과 나쁜 음식을 잘 구분해서 먹으면 몸의 증상을 30% 개선할 수 있다. 여기에 운동까지 같이 하게 되면 증상의 60%를 호전시킬 수 있다. 어떤 강력한 약보다 효과적인 것이다.

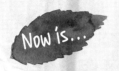

감춰진 열증熱症의 시대

    불과 80여 년 전 플레밍에 의해 페니실린이라는 항세균성 항생 물질이 발견되었다. 이를 바탕으로 다양한 항생제가 개발되어 인류를 감염성 질환의 위협으로부터 구해내기 전까지 우리는 콜레라, 장티푸스, 페스트, 천연두 같은 전염병으로 죽는 일이 많았다. 종기나 단순한 염증으로 시작된 질병으로도 생명이 위태로운 경우를 자주 겪었다. 세계 곳곳에서는 아직도 열악한 생활 환경에서 많은 사람들이 같은 괴로움을 겪고 있다. 과연 인간이 감염성 질환으로부터 완전히 벗어났다고 할 수 있는지 의문이지만, 상당 부분 안전지대에 들어와 있다는 것마저 부정할 수는 없다.

    과거 인류를 위협했던 여러 감염성 질환들의 증상을 살펴보면 발진, 고열, 설사, 출혈 등의 공통점이 있는데 그 중에서도 특히 고열이 주요 증상이라는 것을 알 수 있다. 즉 체온을 40도 내외 또는 그 이상으로 올리는 발열 증상이 주요 특징이다. 이는 세균이나 바이러스에 감염되었을 때 일정 기간의 잠복기를 거쳐 내 몸이 스스로 외부로부터 침입한 것들을 없애보려는 노력에서 시작되는 자연스러운 반응이자 치료의 시작이기도 하다.

그런데 인간의 여러 기관 중 특히 뇌는 고열에 취약하여 41~42도를 넘으면 20분 내외만 지나도 두통, 경련을 지나 돌이키기 어려운 상태로 빠져들기도 한다. 대다수의 사람들은 이런 사실을 알고 있지 않더라도 본능적으로 고열에 두려움을 느끼는 것 같다.

생활습관병에는 고열 증상이 없다

그러나 다행인지 불행인지 현대인들을 괴롭히는 대부분의 질병들은 열이 잘 나타나지 않는다. 생각해 보면 고혈압, 당뇨, 동맥경화 심지어는 각종 암조차 고열로 고생했다는 환자를 만나기는 쉽지 않으며 초기를 지나 중기에 진입해도 별다른 증상이 없는 경우가 오히려 허다한 것을 볼 수 있다.

SNS 시대에 악플보다는 무플이 더 싫다는 연예인의 말도 들리는데, 질병도 마찬가지다. 고혈압, 당뇨, 동맥경화 같은 생활습관병 내지 대사성 질환이나 각종 암은 웬만큼 병증이 심해지기 전까진 거의 아무 자각 증상이 없는 경우가 대부분이다. 스스로 뭔가 이상을 느꼈을 때 병원에 가면 중증 이상으로 진행된 상태라 의사로부터 "왜 이제서야 왔느냐"는 무의미한 질책만 들을 가능성도 높다.

이런 일련의 양상들 때문에 현대 의학은 치료기술보다 종합검진을 비롯한 각종 검사기술이 훨씬 발달한 게 아닐까 의문이 들 정도로 '예방의학'이라는 조기검진 분야가 눈부신 발전을 거듭하고 있다.

각종 논문이나 의학계의 보고들을 보면 고혈압, 당뇨, 동맥경화, 각종 암 질환들을 관통하는 주요 원인 중에 자주 보이는 것이 '비만'이다. 대다수 성인병의 원인이자 게으름의 상징, 심하게는 '침묵의 살인자'라는 등골 서늘한 표현까지 등장할 정도로 우리 사회에서 비만은 심각하게 여겨진 지 오래다.

한의학에서 비인肥人은 다습多濕, 다열多熱, 다풍多風하다고 한다. 살찐 사람은 습이 많고 열도 많아 풍증風症에 많이 시달린다는 뜻이다. 여기서 풍증은 뇌혈관 질환이나 신경계의 각종 질환을 의미한다. 흔히 '중풍'이라고 하는 뇌출혈이나 뇌경색을 떠올려도 크게 다르지 않다.

몸 안에 열이 쌓이고 있다

한의학의 음양론陰陽論적 시각으로 보면 형태를 구성하는 단백질과 지방은 음陰, 에너지를 담당하는 탄수화물은 양陽이다. 그런데 쓰고 남은 에너지, 즉 섭취하고 남은 열량은 체내에 저장된다. 어떤 형태냐 하면, 바로 지방세포다! 사실 인류 역사에서 대다수의 인간에게 쓰고 남은 열량이 존재한 시대는 불과 최근 몇십 년 정도이다.

따라서 과거 어떤 의학서적에서도 비만에 대해 심각히 다룬 것은 보기 힘들다.

끊임없이 다이어트에 실패하는 분들에게 작은 위로라도 되는지는 모르겠으나, 인간의 몸은 최소 몇백만 년 동안 어떻게 하면 에너지를 잘 저장할까 고민하며 진화해 왔기에 불과 몇십 년간 그 반대 상황인 손쉽게 날씬한 상태가 되는 것을 익힌다는 것은 여간 무리한 일이 아닐 것이다. 에너지의 속성 중 하나는 열熱을 가지고 있다는 것인데 인체에 저장된 지방은 그 어떤 성분보다도 적은 양으로 많은 열량을 간직한 효율적 존재다. 즉, 지방을 많이 저장하고 있다는 의미는 외형상으로 살이 쪘다는 뜻 외에 많은 열량을 간직하고 있다는 것으로 앞서 언급한 비인肥人 다열多熱을 떠올려 볼 수 있다.

다시 현재 많은 인류가 고통받고 있는 고혈압, 당뇨, 동맥경화, 각종 암으로 시선을 돌려보자. 위 질환을 앓고 있는 대다수의 사람들은 겉으론 아무런 열증熱症이 없으나 몸속을 보면 과다한 체지방 축적으로 엄청난 열량을 간직하고 있다. 감춰진 열증을 앓고 있는 것이다. 따라서 한의학의 단순하지만 명쾌한 치료 원리인 수승화강水升火降, 맑은 기운은 올리고 열 기운은 내리는 것으로 치료할 수 있다. 평소 음식과 생활습관 관리로 다이어트는 물론 질병의 치료와 예방에 큰 도움을 받을 수 있는 것이다.

최근 유행한다는 고지방 다이어트도 이 맥락에서 이해하면 그

장단점을 쉽게 이해할 수 있다. 에너지원이자 자칫 과잉 섭취하면 바로 지방으로 저장되는 탄수화물을 극도로 줄이고, 혹시 많이 먹더라도(소화 기능의 특성상 일정 수준 이상은 먹기도 쉽지 않다) 배출되는 지방질을 적극적으로 많이 섭취하여 원하는 체중 감소를 이루겠다는 것이다. 여기에는 수승화강 원리에 입각한 핵심적인 포인트가 몇 가지 있다. 사소한 차이처럼 보이지만 다이어트의 성패는 물론 건강 유지에 결정적 관건이 되므로 꼭 알아두기 바란다.

- 저탄수화물 식사를 할 때 양질의 탄수화물을 섭취해야 한다.
- 고지방 음식을 선택할 때 포화지방과 불포화지방의 비율을 잘 유지해야 한다.
- 부족해지기 쉬운 비타민, 미네랄을 보충할 수 있도록 익힌 야채를 곁들인다.

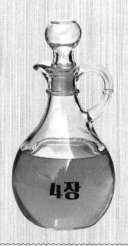

4장

열독을 다스려라, 일상을 편안하게
"정상인 듯 정상 아닌 사람들"

집에 아기가 태어나면 어르신들이 흔히 하는 말씀이 "잘 먹고 잘 싸고 잘 자거라"는 것이다. '먹고 자고' '먹고 싸고'만 잘하면 건강하게 무럭무럭 잘 자란다는 것인데, 이것은 사실 어른들에게도 해당되는 말이다. 그런데 '잘 먹고 잘 싸고 잘 자는 것'이 생각보다 그리 수월치는 않다. 잦은 야근과 회식, 스트레스에 시달리다 보면 너무 많이 먹거나 너무 부실하게 먹고, 설사, 변비, 더부룩함에 시달리며, 쉽게 잠이 들지 못하거나 자도 자도 피곤하다.

기의 흐름이 막히면
통증이 생긴다

몇 해 전 '행복 전도사'로 불리던 한 유명강사가 자살을 해서 많은 사람들을 놀라게 한 일이 있었다. 그녀는 유서에서 오랫동안 '루프스'라는 질병에 시달리며 고통스런 날들을 보냈으며 더는 버틸 수가 없어서 세상을 떠나노라고 썼다. 행복은 이처럼 신체적 건강과 별개로 존재할 수 없다. 질병을 고친다거나 증상을 개선한다는 것은 그만큼 삶의 질을 바꾸는 일이며 행복으로 한 걸음 더 나아가게 하는 일이다. 몸이란 신체와 정신을 나눠서 말할 수 있는 게 아니다. 무기력증, 우울증, 공황장애 등 정신적 질병으로 알려진 것들도 신체의 건강과 관련되어 있는 것이 많다.

한의학에서 '통즉불통 불통즉통通卽不痛 不通卽痛'이라는 기본 전제가 있다. 기의 흐름이 잘 통하면 통증이 없고 기의 흐름이 통하지 않으면 통증이 생긴다는 말이다. 질병이 생기는 이유는 음식이 주된 원인이다. 음식을 잘못 섭취하면 노폐물이 생기는데, 이 노폐물은 기운의 흐름을 방해한다. 이것을 기체증이라고 부르며 몸의 불편함을 유발하는 원인으로 작용한다.

기가 흐른다는 개념이 잘 와닿지 않으면 인체는 순환이 잘 돼야 건강하며 혈액 순환, 림프 순환이 잘 이뤄져야 한다는 것으로 이해해도 무방하다. 림프선은 혈액이나 수분의 찌꺼기를 모아서 배출해 주는 역할을 한다. 우리 몸에 있는 림프절은 일종의 통로다. 노폐물 배출, 독소 배출, 혈액 순환에 큰 도움을 주는 기관이다. 림프절이 노폐물로 막혀버리면 혈액 순환에 방해가 되어 안색이 칙칙해지며 피부 트러블이 발생한다. 몸이 붓고 무거워지며 살이 찌기도 한다. 또 혈액은 영양분, 호르몬 등을 온몸에 전달해 주는데, 노폐물이 배출되지 않으면 이것이 혈액과 함께 온몸을 돌아다니며 문제를 일으킬 수 있다.

열량 섭취가 많으면 열독이 쌓인다

노폐물이란 음식을 먹고 소화시키는 과정에서 적절하게 처리되지 못해서 생기는 찌꺼기라고 할 수 있다. 이 노폐물이 지속적으로 쌓이면 인체의 순환을 방해해서 열 순환이 안 되고 이것이 심해지면 열독이 생기는 것이다. 다시 말해 노폐물이란 화기火氣가 너무 많아지는 것이다.

사람은 항온동물이기 때문에 에너지 대사 과정을 거칠 때 열을 만들어서 우리 몸이 36.5도가 유지되도록 한다. 한의학적으로 보면 화와 열이라는 개념이 비슷하고, 그것이 적정하게 만들어질 때는 우리 몸에 문제가 발생하지 않는다. 세계보건기구에서 성인 남성의 경우 1일 필요 열량을 2,700~2,900kcal 정도라고 계산해 놓았으니 성인 남성은 그 정도만 섭취하면 문제가 없다. 하지만 실제로는 그 이상 먹어버리니 문제가 되는 것이다. 열량은 오히려 권장량의 70% 정도만 섭취한다 생각하면 몸의 균형이 깨지지 않는다.

환자가 "선생님 배가 차가워요."라고 호소할 때 "그럼 냉기가 있는 거예요."라고 답하는 의사들도 있다. 대부분의 사람이 그렇게 생각한다. 그러나 결론적으로 말하면 항온동물인 사람의 몸에는 냉기가 없다. 자연에는 냉기가 있어서 차가운 공기, 더운 공기가 서로 만나서 지구에 변화를 일으키기도 하지만 우리 몸속에는 냉기가 없다. 그러면 왜 차갑게 느껴질까?

'차갑다'라는 개념이 굉장히 중요하다. 차갑다는 것은 상대적인 것이다. 머리는 뜨끈뜨끈한데 배가 차갑다면, 머리에는 뜨거운 화기가 있고 배에는 냉기가 있다는 것이 아니다. 하나의 공간 안에 에너지가 100이 있다고 가정하면, 한쪽에 에너지가 90이 있을 경우 나머지 부분들에 10이 있다고 볼 수 있다. 한 곳이 따끈따끈한 것에 비해 상대적으로 다른 곳이 차갑게 느껴지는 것이다.

열(화기)이 골고루 퍼져 있는 것이 정상 상태이지만 열이 한쪽에 몰려 있으면 기순환이 안 된다고 설명할 수 있다. 머리 쪽으로 몰리면 머리가 아프고 눈이 피로하고, 코 안쪽으로 가면 비염이 생기고, 입으로 오면 입안이 마르고 구내염이 생긴다. 뒷목 근육 쪽으로 몰리면 뒷목과 어깨가 뻐근하고 손의 순환이 안 된다. 이럴 땐 한쪽에 몰려 있는 화기를 풀어주어야 한다.

잘 낫지 않는 만성화되는 질병

한의학 용어로 표현해서 삼초三焦라는 것이 있다. 오장육부의 육부에 속하는 것인데, 해부학에서는 존재하지 않는 것으로 한의학에만 있는 개념이다. 각 장부臟腑가 제 기능을 할 수 있도록 기능적으로 연결해주는 통로 또는 기능 체계라고 이해하면 된다. 혈액, 수분, 체액 등이 지나다닌다 생각하면 쉬운데 이것은 다시 3부위로 나뉜다. 심폐와 피부를 포함한 가로막 윗부분을 상초上焦, 가로막 아래 배꼽 위를 중초中焦, 배꼽 아래를 하초下焦라고 한다. 목 주위는 상초인데 여기에 화기가 많이 몰려 있으면 그것을 상초기체증이라고 할 수 있다. 머리 아파요, 귀에서 소리가 나요, 눈이 피로해요, 잠을 잘 못 자요 등의 증상들도 상초기체증으로 설명할 수 있는데, 상초기체증이 풀리면 이 증상들도 다 같이 좋아진다.

소아 환자들이 와서 "감기를 달고 살아요." 하는 경우가 많이 있다. 비염이 있거나 심한 아이들은 중이염까지 달고 있는 경우가 많다. 비염과 중이염은 양방에서도 잘 다루지 못하고 있고 만성화하기도 하는데, 콧속에 실제 염증이 있고 귀에 실제 염증이 있는 경우는 전체의 1~2% 정도밖에 안 될 것이다. 양약을 먹으면 조금 낫는 듯 보이다가 안 먹으면 또 다시 증상이 되풀이되어, 오랫동안 약을 먹을 수밖에 없게 된다. 게다가 장기간 약을 먹으면 그 효과가 현저하게 떨어져버리는 경우가 다반사다.

실제로 염증이 있어서 병증이 나타난 아이들은 양약을 쓰면 호전되는데, 나머지 아이들은 양약을 써도 좋아지지 않는다. 이럴 때 목에 있는 열이나 머리에 있는 열을 순환시키는, 상초기체증을 풀어주는 한약을 처방하면 치료가 잘 된다. 그것이 원인이기 때문이고 실제로 아주 잘 치료된다.

질병의 원인은 노폐물이다. 한의학적으로 봤을 때, 질병의 원인은 복잡하지 않고 간단하다.

머리는 차갑게,
발은 뜨겁게 하라

몸 안의 기가 정체되어 있을 경우, 마치 고인 물이 썩거나 환기가 안 되어 공기가 탁해지는 것처럼 되면서 질병을 유발한다. 사람의 몸은 체온을 유지하고 신진대사 활동을 하면서 끊임없이 열을 만들어내는데, 이 열은 몸 구석구석으로 전달되어 고르게 순환돼야 한다. 그런데 한 부분에 열이 정체되고 순환되지 못하면 이 상태를 '기가 정체되었다'고 해서 '기체증'이라 부른다.

흔히 '수족냉증'이라 부르는 증상이 있는데 손발이 유난히 차가운 경우를 말한다. 항온동물인 인간은 원래 몸에 냉기라는 것이 없다고 했는데 왜 몸이 차갑다고 느끼는 걸까. 그것은 고르게 순환해야 할 몸 안의 열이 특정 부위에 쏠려 있기 때문에 상대적으로 다른 곳이 차갑다고 느끼는 것이다. 몸의 한 부위가 차갑다고 느낄 때는 그 부위에 퍼져 있어야 할 열이 다른 곳에 몰려 있다는 것을 뜻한다. 따라서 차가운 곳에 주목할 것이 아니라 열이 쏠려 있는 곳을 찾아서 기체증을 풀어줘야 하는 것이다.

'기의 순환'이란 혈액의 순환, 신경의 순환, 임파의 순환 등을 포괄하는 개념이다. 사람의 몸에서 이런 것들이 원활하게 이루어지지 않으면 증상이나 질병으로 나타난다. 가령 어깨나 허리에 근육통이 있다면 그 부위의 혈액과 신경의 흐름이 잘 되지 못하고 있다는 증거다. 아이들의 알레르기성 비염은 비인두와 비이강 부분에서 체액과 열의 순환이 잘 되지 않아서 일어나는 증상이다.

인체 순환의 구조를 크게 세 부분으로 나누어 삼초三焦라고 부르는데, 기체증이 발생하는 부위에 따라 상초기체증, 중초기체증, 하초기체증으로 나눌 수 있다. 머리, 눈, 코, 귀, 입, 인후부, 기관지, 폐, 심장, 팔 등의 부위에 기체증이 발생하면 상초기체증이라 부르고, 두통, 감기, 비염, 중이염, 천식, 야제증, 수면장애, 태열, 아토피 등의 병증으로 나타난다.

중초기체증은 위, 십이지장, 췌장, 담 등의 부위에 발생하는 것으로, 비만, 식욕부진, 식욕과다, 위염, 구취증, 다한증, 복통, 구토 등의 병증으로 나타난다. 하초기체증은 대장, 소장, 방광, 신장, 자궁, 허리, 다리 등의 부위에 발생하는 것으로 설사, 변비, 성장부진, 성조숙증, 성장통, 요통, 무릎관절통 등의 병증으로 나타난다.

기체증이 없는 아이는 외부의 자극이 있어도 아프지 않고 건강하게 잘 자란다. 기체증이 없으면 잔병치레가 없고 정상적인 성장을 하기 때문에 성조숙증과 같은 성장 불균형이 나타나지 않는다. 사춘기에도 호르몬 균형이 깨지지 않고 정서적으로도 안정 상태를 유지할 수 있다. 기체증이 있는 아이는 작은 스트레스, 약간의 피로, 작은 환경 변화에도 여러 증상과 질환들이 발생하기 때문에 문제가 된다.

기체증의 치료는 차가운 기운을 올라가게 하고 뜨거운 기운은 내려가게 하는 '수승화강'의 원리로 몸의 순환을 좋게 해주는 것이다. 이것으로 다양한 증상들을 개선해 주면서 원래 치료하려던 부분 외에도 복합적인 제반 증상들이 개선되는 사례가 많다.

두한족열 복불만

수승화강의 원리에 대해서는 역사적 문헌에서도 근거를 찾아볼 수 있다. 죽은 사람도 살렸다는, 중국 전국시대의 명의 편작에게는 의사인 형이 두 명 있었는데, 다음은 『갈관자』라는 책에 나오는 일화다.

위나라 문왕이 편작에게 물었다.

"3형제 중 누가 가장 뛰어난가?"

"큰 형님이 가장 뛰어나고, 그 다음은 둘째 형님이며, 제가 가장 아래입니다."

편작의 이름이 가장 널리 알려진 이유가 궁금해진 왕이 묻자 편작이 대답했다.

"큰 형님은 환자가 아픔을 느끼기 전에 얼굴빛을 보고 장차 병이 있을 것을 압니다. 병이 나기도 전에 병이 날 것을 알고 병의 원인을 제거해 줍니다. 환자는 아파 보기도 전에 치료를 받게 되는 것입니다. 그러나 환자는 큰 형님이 고통을 미리 제거해 주었다는 사실을 모릅니다. 그래서 큰 형님이 명의로 알려지지 않은 것입니다.

둘째 형님은 환자의 병세가 미미할 때 그의 병을 알고 치료해 줍니다. 그러므로 환자는 둘째 형님이 자신의 큰 병을 미리 낫게 해주었다는 것을 잘 모릅니다.

제 경우는 환자의 병이 커지고 고통으로 신음을 할 때에야 비로소 병을 알아냅니다. 그의 병이 심하기 때문에 맥을 짚어 보고, 진기한 약을 먹이고, 살을 도려내는 수술을 한 것입니다. 사람들은 저의 이런 행위를 보고 나서야 자신의 병을 고쳐 주었다는 것을 알게 됩니다. 이것이 바로 제가 명의로 소문이 난 이유입니다."

편작이 얼마나 훌륭한 명의였는지 짐작케 하는 다른 일화가 있다. 하루는 제나라 임금 환후를 진단한 뒤 말했다.

"전하는 지금 병이 그리 깊지 않아 살갗에 있긴 하지만 이내 곧

222

깊어질 수 있습니다. 지금 치료해야 합니다."

그러나 당장에 자각 증상이 없었던 환후는 아픈 곳이 없다며 편작의 말을 무시하였다. 열흘 후 다시 환후를 진단한 편작은 말했다.

"전하의 병이 이제 더 깊어져 피부 안으로 파고들어 갔습니다. 이제라도 치료를 서둘러야 합니다."

이번에도 환후는 편작의 말을 귀담아듣지 않았다. 다시 열흘이 지난 후 편작은 환후에게 간곡하게 말했다.

"전하, 이제는 치료를 더는 미룰 수 없습니다. 이미 전하의 병은 위장으로까지 미쳤습니다."

그러나 이번에도 환후는 편작의 말을 무시하였다. 또 다시 열흘이 지났을 때 멀리서 환후를 본 편작은 걸음을 돌려 집으로 돌아갔다. 그걸 보고 왕이 사람을 시켜 편작이 자신을 피해 돌아간 이유를 알아오게 했다. 편작이 말했다.

"병이 살갗에 있을 때는 살짝 지지기만 해도 됩니다. 피부 안으로까지 미쳤을 때는 침으로 다스리면 됩니다. 장기에 침습했을 때는 강한 약으로 치료하면 됩니다. 하지만 병이 골수에까지 미쳤다면 생사를 관장하는 사명관司命官이라도 어쩔 수가 없습니다. 지금 전하의 병은 이런 지경에까지 이르러 치료하겠다고 소인이 나서지 않은 것입니다."

그후 닷새가 지나자 왕은 통증을 느끼기 시작했고 점점 고통이 심해졌다. 그제야 편작의 진단이 맞았다는 걸 알고 편작을 찾았으나 그는 이미 진나라로 피신해 버린 뒤였다. 며칠 후 환후는 병으로 죽고 말았다.

이런 정도이니 편작은 건강을 유지하고 병을 다스리기 위해 평소에 어떤 생활을 해야 하는지도 잘 알고 있었을 것이다. 그가 죽기 전에 유언했다는 내용이 바로 "머리는 차갑게 발은 뜨겁게, 그리고 위장은 가득 채우지 마라頭寒足熱 腹不滿"는 것이다. 이것은 한의학에서 말하는 건강의 기본 원리인 수승화강水昇火降과도 일치한다.

사실 수승화강의 원리는 동서양을 막론하고 전세계의 명의들이 강조한 건강법칙이다. 18세기 네덜란드의 명의 헤르만 부르하버는 자신의 저서 『의학에서 오직 한 가지 심오한 방법』에서 "머리를 식히고 발을 따뜻하게 하며, 몸을 불편하게 하지 않으면 당신은 건강할 수 있고 의사는 할 일이 없게 될 것이다."라고 했다. 고대 그리스의 명의 히포크라테스 역시 "가장 좋은 건강의 비결은 발은 따뜻하게 하고 머리는 차갑게 하는 것이다"라고 했다.

사람의 몸에는 냉기가 있으면 안 된다. 가령 "머리는 뜨끈뜨끈한데 배가 차가워요"라고 말하는 사람도 있다. 이때는 머리에 열이 몰려 있어서 상대적으로 배가 차갑다고 느끼는 것이다. 착각 때문에 생긴 사람들의 오해다.

몸의 어느 한쪽에 열이 몰리면 반드시 그 부위를 중심으로 문제가 생기기 때문에 열의 순환을 관리하는 것이 일상의 건강법이 된다. 예를 들어 머리 쪽으로 열이 몰리면 두통, 눈의 피로, 비염, 구내염, 뒷목의 뻐근함이 나타날 수 있다. 음식 조심하고 운동하라는 뻔한 이야기는 그저 흘려들을 이야기만은 아니다. 열독을 만들어내는 노폐물이 생기지 않도록 음식을 가려서 먹고, 몸에 순환이 잘 이루어지도록 운동하는 것은 일상을 지키는 가장 기본적인 건강법이다.

아이들은 열이 많다

갓 태어난 아이를 보고 백일 뒤의 모습을 상상하기는 힘들다. 1년이 지나 돌 무렵이 되면 체중이나 신장은 물론 얼굴마저 많이 달라진 모습을 보인다. 한의학에서는 이렇게 왕성하게 성장하는 모양을 '소양지기少陽之氣가 충만하다'고 표현한다. 소양의 기운이란 봄의 기운과 같이 위로 솟으려는 기운으로 아이를 일컬어 '양기가 강하다'고 표현하는 이유가 여기에 있다. 만약 소양의 기운이 없다면 아이는 성장할 수도 없을뿐더러 특유의 발랄함과 넘치는 생명력을 생각할 수 없다. 특히 갓 태어난 아이일수록 소양의 기운이 많기 때문에 성장이 활발하다. 그런데 양의 기운은 성장에 이로운 면을 가져다주는 반면 그만큼 음의 기운이 부족해져 사소한 질환에도 잘 걸린다.

반면에 노인은 음이 강하고 양이 약하다. 음은 형태를, 양은 기를 나타내는 것인데, 아이들은 뼈가 부드러워 얼굴과 다리가 쉽게 닿고, 피부가 유난히 보들보들하지만 오장육부가 취약하다. 다시 말하면 음의 기운이 부족한 탓에 오는 형태의 불완전함이 있다. 그러나 노인은 형태가 딱딱하고 기운이 없다.

물론 노인도 쉽게 질병에 걸릴 수가 있지만, 결국 아이들은 생명력이 왕성하여 양의 기운이 넘치는 반면 완전한 생명체가 아니어서 외부의 충격, 기후의 부적합, 잘못된 섭생과 육아, 영양관리 부족 등으로 쉽게 몸의 균형과 흐름이 무너질 수 있는 것이다.

아이들이 지닌 소양의 기운은 열의 형태로 표출되는데, 평소에도 아이들은 어른보다 열이 많다. 아이를 서늘하게 재우라던 옛 선인들의 육아법에는 이러한 이유가 있다. 따라서 아이들은 금방 열이 올랐다가도 잘 떨어지고 기분이 갑자기 좋아졌다가 바로 나빠지면서 짜증을 내기도 한다. 또 쉽게 허해지고 쉽게 실해지기도 한다.

사람은 누구나 부모에게 받은 선천적인 기氣와, 태어난 후 호흡과 음식으로 받은 후천적인 기가 합쳐진 원기元氣를 가지고 살아간다. 기는 다양하고 필수적인 작용을 하며 잠시도 정체되어서는 안 된다. 기가 정체된다는 것, 기의 순환에 장애가 온다는 것은 생명활동의 기본 전제에 심각한 장애가 생겼다는 걸 의미한다. 이것이 인체의 모든 증상과 질병의 원인 인자로 작용하며 한의학에서는 이것을 통칭하여 '기체증'이라고 부르는 것이다.

기의 순환 체계를 세분하면 기가 도는 큰 길을 '경經', 작은 길을 '락絡'이라고 부르는데, 경락 상 기가 모이거나 중요한 지점은 '경혈'이라고 해서 치료나 검사에서 중요한 포인트로 여긴다. 기체증은 이 경락과 경혈에 문제가 생겼다는 걸 의미한다. 즉 몸 안에 노폐물이 축적되어 질병을 일으키는 증상으로 발현될 수 있다는 것이다.

아이들 중에는 감기에 잘 걸리는 아이들이 있다. 비염과 중이염을 동반하고 있는 경우도 상당한데, 대부분의 아이들은 항생제를 써도 큰 효과가 없다. 오히려 항생제 내성만 생기고 몸을 더욱 나쁘게 할 수도 있어서 치료의 접근법을 달리해야 한다.

요즘엔 아이가 조금만 아파도 병원에 데리고 가서 약 처방을 받아야만 안심되는 부모들이 의외로 많다. 그런데 아이들에 대한 이런 관심과 애정이 오히려 아이들에게는 독이 될 수 있다. 2014년 건강보험심사평가원 하반기 자료에 의하면 항생제 오남용 사례가 심한 것으로 나타났다.

한국은 항생제 사용량이 경제협력개발기구OECD 국가 중에서도 높은 편에 속한다. 《OECD Health Data 2014》에 따르면, 우리나라의 항생제 사용량은 28.4DDD다. DDD는 국민 1000명 중 매일 항생제를 복용하는 사람의 수로 생각하면 된다. OECD

국가 평균 수치는 20.3DDD다. 또한 스웨덴은 15.5DDD, 독일은 14.8DDD, 칠레는 9.4DDD로 낮은 편이다.

항생제의 오남용은 아이의 면역력을 떨어뜨리고, 아이들은 질병을 이기는 힘이 없어 다시 항생제를 먹어야 하는 일이 반복된다. 게다가 남는 약을 버리는 바람에 토양에 흘러들어가 땅속 세균들까지 내성이 생기고 있다는 뉴스도 들려온다. 면역력이 떨어지면 지금 병을 이겨내더라도 자연치유력이 약해져 다시 질병에 시달리는 악순환이 되풀이된다.

질병의 원인을 살피지 않고 증상에 대한 약만 쓰다 보면 문제가 커지기도 한다. 무조건적으로 항생제부터 먹일 게 아니라 꼭 필요한 경우에만 쓰는 것이 아이의 건강을 위해서 좋다.

중이염의 예를 들면 통증이 심하고 열도 많이 나기 때문에 아이들이 참지 못할 정도로 고통스러워한다. 목 쪽에 열이 너무 많이 정체되어 있다 보면 코 안쪽에 끈적한 콧물 같은 게 많이 생기고 그것이 귀에서 내려온 짧은 이관耳管(유스타키오관)을 막아서 귀에 있는 체액이 정체되면서 중이염이 유발되는 경우가 있다. 이럴 땐 목에 있는 열과 머리에 있는 열을 순환시키는 한약을 쓰면 잘 낫는다.

어른도 아이도
변비가 문제다

어른이든 아이든 최근엔 변비로 고생하는 사람들이 참 많다. 잘 먹었으면 잘 배출해줘야 몸이 건강한 것인데, 잘 먹는 것이 생각만큼 쉽지 않으니 배출도 힘들어질 수밖에 없다. 많은 사람들이 뱃속이 묵직하고 답답하다며 힘들어한다.

아기가 분유를 먹다가 이유식을 시작하면 엄마들은 유기농인지 아닌지, 환경호르몬은 없는지, 국산인지 외국산인지, 영양 성분은 어떤지 아이들의 먹을거리를 꼼꼼히 챙긴다. 그런데 잘 먹이는 것에만 집중한 나머지 간혹 놓치고 있는 부분이 바로 '잘 싸는 것'이다. 자기 표현도 잘 못하는 아기들이 얼굴이 붉어질 정도로 힘을 주다가 끝내 대변을 못 보고 배가 아파서 울음을 터트리면 엄마, 아빠는 큰 병이면 어쩌나 별의별 생각을 다한다.

아기들은 맛있게 잘 먹고 잘 놀다가 대변을 시원하게 잘 볼 수 있으면 큰 질병이 안 생긴다. '잘 싼다는 것'을 다른 표현으로 하면 '소화를 잘 시키는 것'이고 '몸속 생리 활동이 활발하다'는 뜻이다. 따라서 표현을 잘 하지 못하는 아기들에게 있어서는 대변의 상태가 건강 상태를 나타내는 으뜸 척도가 된다.

말 못하는 아기의 변비 판별법

아기의 정상적인 대변과 변비는 구분하기 상당히 어려울 때도 있다. 아이가 음식을 먹으면 대변을 하루 1~2회 보는 것이 일반적이고, 적어도 이틀에 한 번은 대변을 편하게 봐야 정상적인 생리 상태라고 할 수 있다. 그러면 어떤 것을 변비라고 말할 수 있을까.

첫째, 대변을 적어도 이틀에 한 번 정도는 봐야 정상이다. 3일에 한 번 보는 것은 변비라고 할 수 있다.

둘째, 대변을 보고 난 후에 개운하지 못하면 변비라고 할 수 있다.

그런데 말 못하는 아기의 경우에는 대변을 보고 난 후 개운한지 어떤지 알 수가 없으므로 판단하기 힘들다. 이럴 땐 다음의 경우에 해당하는지 살펴보면 판단하기 쉬워진다.

첫째, 변의를 느끼면서도 배변을 못하는 것을 변비라고 할 수 있다. 심하면 아기들은 대변을 보고 싶은데 잘 되지 않아 징징거리기도 하고 배가 아파 울기도 한다.

둘째, 대변이 딱딱하면 변을 볼 때 염소똥처럼 동글동글한 '환상변'을 본다. 심하면 배변할 때 항문의 출혈로 이어져 피가 묻는 경우도 있다.

셋째, 대변을 조금씩 지리는 것도 변비 증상의 한 가지다.

넷째, 처음에는 딱딱해서 힘들고 뒤에는 부드럽게 나오는 경우도 변비 증상의 하나로 본다.

어른의 변비 판별법

변비는 곧 나아지겠지 생각하다 보면 그때그때 치료하지 못하는 경우가 많다. 그렇다 보니 어른의 변비는 만성적인 장의 무력화가 치료에 어려움을 주기도 한다. 더군다나 장내 환경이 유익균은 적어지고 유해균이 많아지는 극한 상황으로 가면 좀처럼 개선되지 못하는 경우가 허다하다. 많은 시간을 앉아서 생활하는 환경적 요인도 문제가 많은데, 현대인들의 운동 부족도 많은 질병의 원인 중 하나다. 매일 규칙적인 운동을 해서 장이 스스로 운동할 수 있도록 하면 도움이 된다.

어른의 경우는 다음에 해당하면 변비라고 진단할 수 있다.

첫째, 3일에 1회 배변하거나 그 이상 걸린다.

둘째, 1일에 1회 배변하지만 배변 후 무거운 느낌(후중감)이 있다.

셋째, 1일에 2회 이상 배변하지만 불쾌감이 있다.

넷째, 변이 많이 딱딱한 형태이거나, 처음에는 대변이 굳은 형태로 나오다가 나중에는 묽은 형태로 나온다.

다섯째, 치질이 있거나 혈변이 있다.

여섯째, 배변통이 있다.

배변활동에 문제가 있다면 한약 처방과 함께 음식치료를 해줘야 한다. 다소 귀찮고 힘들더라고 배변에 문제가 있다면 식생활에 조금 더 신경 쓰기 바란다. 간편하게 먹고 싶은 마음에 식사를 때우는 식으로 먹거나 아무거나 먹으면, 묵직하고 답답한 장을 편안한 장으로 만들 수 없다.

또 시중에 파는 변비약을 복용하는 것도 생각해볼 일이다. 먹으면 잘 나오지만 안 먹으면 다시 배변이 힘들어진다면 근본적인 해결책이라 할 수 없다. 이런 약들은 대부분 위산 과다 분비를 일으키거나 장의 연동운동에 강하게 자극을 주어서 일시적으로 설사를 일으키는 방법이다.

많은 사람들이 변비를 해결하기 위해 푸룬주스, 키위, 찐고구마 등을 먹기도 한다. 이런 식품들도 위산을 더 많이 나오게 하는 기전을 이용하는 방법이기 때문에 임시변통으로 사용할 수는 있지만 장기적으로는 좋지 않다. 변비가 심하고 약을 먹어도 그때뿐이라면 오히려 위산을 자극하는 음식을 금하고 식단을 바꾸는 것이 더 좋다.

변비일 때는 과자나 인스턴트 식품, 신맛 나는 과일, 음료수, 밀가루 음식, 유제품 등의 위산을 자극하는 음식을 중단해야 한다. 그 대신 올리브 오일이나 생들기름을 요리에 활용해서 먹고, 돼지고기나 오리고기를 익힌 채소(식이섬유)와 같이 먹으면 좋다. 돼지고기, 오리고기, 올리브 오일, 생들기름에 들어 있는 필수지방산이 위산을 중화하는 역할을 하기 때문에 변비에 약처럼 사용할 수 있다.

성장기 아이들의 변비 판별법

미취학 아동이나 초등학교 저학년의 경우에도 변비로 고생하는 아이들이 생각보다 많다. 어린이집이나 초등학교에 처음 들어갔을 때 화장실에 가는 것이 부끄러워 변비가 되는 심리적인 경우를 제외하면, 음식을 잘 가려먹이는 것이 변비 치료에 있어서 가장 중요하다.

변비로 고생하는 아이들은 7일이 지나도 변을 못 보거나 3~4일에 한 번 보기는 하는데 너무 딱딱해져서 변을 볼 때 피가 나기도 한다. 이럴 때는 변을 보는 것이 아프고 무서워서 배변활동은 더욱 힘든 일이 된다.

만 1~2세의 아이들 중에는 어른 변처럼 굵고 크게 보는 경우도 있는데, 이것도 변비의 한 종류이다. 아이의 변비는 음식 습관을 고쳐주는 것만으로도 큰 효과를 볼 수 있다. 대개 아이의 경우는 어른과 달리 만성적으로 장이 무력화된 경우는 거의 없고, 위산 과다가 원인인 것이 대부분이다. 위를 통과한 음식들이 위산이 너무 많아 잘 중화되지 않으면 장내 환경이 나빠져서 변비로 이어진다.

행복한 장 운동을 위한 생활습관

어른 아이 모두 배변활동이 원활해지는 방법을 정리해 보았다.

첫째, 아이들은 뛰어놀 수 있도록 해줘야 하고 어른들은 규칙적인 운동을 해야 한다.

요즘은 공공주택의 층간소음 문제로 뛰어놀 공간이 부족한 것이 현실이지만, 아이들은 팔다리를 충분히 움직여야 대장의 기능성이 좋아진다. 시간이 되는 대로 밖에 나가 뛰어놀 수 있도록 하는 것이 좋다. 집 안이 힘들다면 놀이터나 키즈카페 등에서라도 많이 움직일 수 있도록 기회를 만들어주는 것이 좋다.

어른들은 많이 걷고 복근 운동을 많이 하면 좋다. 장이 스스로 움직이고 무력해지지 않도록 근력운동을 필수로 하는 것이 좋다.

둘째, 섬유질과 필수지방산이 풍부한 음식을 섭취하도록 한다.

섬유질이 변비에 좋다는 것은 누구나 잘 아는 사실이지만, 아이들은 야채를 멀리하는 경우가 종종 있어 실행으로 옮기기가 쉽지만은 않다. 아이의 입장에서는 생야채가 소화기에 부담을 줄 수 있기 때문에 데치거나 익힌 야채를 먹는 것이 좋다.

필수지방산은 위산을 중화시켜서 장에 가스가 차지 않도록 해주기 때문에 돼지고기, 오리고기, 올리브 오일 등을 매번 식사 때마다 충분히 섭취할 수 있도록 해주는 것이 좋다.

셋째, 열량이 높은 탄수화물과 기름에 튀긴 음식은 적게 먹는 것이 좋다.

열량이 높은 기름에 튀긴 음식이나 식용유로 볶은 음식, 밀가루 음식, 신맛 나는 과일 등은 위산 분비를 자극하고 장에 가스가 차게 해서 장의 기능을 저하시키기 때문에 안 먹거나 적게 먹는 것이 좋다.

다한증,
열이 많으면 땀이 난다

땀 때문에 불편한 사람들이 많다. 손발이 축축하게 땀이 나기도 하고, 머리에서 땀이 많이 나서 불편해하기도 한다. 밥을 먹으면서도 땀을 너무 흘리고, 밤에 자면서도 땀을 흠뻑 흘린다. 특히나 아이들이 흘리는 땀과 아빠가 밥을 먹으면서 흘리는 땀은 엄마들의 신경을 많이 쓰이게 한다. 땀이 많은 것은 허약해졌거나 건강하지 않은 탓이라고 생각해서 그런지 보약을 먹여야겠다고 내원하는 환자들도 많다. 도대체 왜 그렇게 땀을 흘리는 걸까?

『황제내경』에는 심心이 땀을 내게 하며, 음陰에 양陽이 겹치면 땀이 난다고 했다. 양기가 위로 치밀 때 음陰이 제자리에 있으면 훈증되기 때문에 땀으로 표출되는데, 양기로 말미암아 땀이 나오는 것은 비가 오는 것 같다고 표현했다.

음식을 지나치게 먹으면 땀이 위胃에서 나오고, 놀라서 정기를 잃으면 땀이 심心에서 나오며, 무거운 것을 들고 멀리 가면 땀이 신腎에서 나오고, 빨리 뛰거나 무서운 일을 당하면 땀이 간肝에서 나오며, 지나치게 일을 하면 땀이 비脾에서 나온다고도 했다.

동의보감이 말하는 땀

『동의보감』에서는 땀의 종류를 다음과 같이 설명하였다.

자한自汗이란, 저절로 나는 땀을 말하며 언제나 축축하게 땀이 나다가 운동을 하면 더 심하게 나는 땀을 말한다.

도한盜汗이란, 잠자는 사이에 나는 식은땀을 말하는데 온몸이 목욕한 것 같이 되며 깨면 멎는다고 했다.

머리에서 땀이 난다 하여 두한頭汗이라고 부르는 것도 있는데, 머리는 모든 양이 모이는 곳이라 사기(邪氣, 나쁜 기운)가 모든 양과 부딪히면 진액이 위로 몰리기 때문에 머리에서 땀이 난다고 했다.

심한心汗이란 것도 있는데, 다른 곳에서는 땀이 나지 않고 오직 심장이 있는 부위에서만 땀이 나는 것을 말한다. 심한은 생각을 지나치게 많이 해서 나는 땀이다.

수족한手足汗은 손발에서 땀이 나는 것으로, 진액이 위부胃腑로부터 사방으로 퍼지면서 겉으로 나오는 것이 수족한증이라고 했다.

음한陰汗이란, 음낭 부위에서 땀이 나는 것으로 신이 허하고 양기가 쇠약해서 나는 땀이라 했다.

혈한血汗은 땀이 나는데 옷이 더러워지고 심하면 물든 것 같이 된다 하여 붉은 땀, 즉 혈한이라고 불렀다. 이것은 지나치게 기뻐하여 심장이 상했을 때 기가 흩어지면서 피가 따라나가기 때문에 생기는 것이라 했다.

황한黃汗이란 것도 있다. 몸이 붓고 열이 나며 땀이 나면서 갈증이 나는데, 땀이 황백즙 같아서 옷이 누렇게 물든다 했다.

망양증亡陽證이라 해서 땀이 멎지 않고 몹시 나서 진양이 다 빠진 것을 말하는데, 망양증은 예후가 좋지 않은 증상이다.

절한絕汗은 구슬 같은 땀이 나기는 하나 흘러내리지는 않다가 곧 마르는 것으로, 절한증이 아침에 생기면 저녁에 죽고 저녁에 생기면 아침에 죽는다고 기술되어 있다.

반면 땀이 나지 않는 것을 무한無汗이라 하는데, 땀이란 피를 다르게 부른 이름이며 피를 몹시 흘린 사람은 땀이 없고 땀을 많이 흘린 사람은 피가 몹시 적다고 했다. 이것은 진기가 이미 부족해지고 위 속에 화가 성하면 땀이 계속 나는데, 위 속의 진기가 이미 없어지고 음화陰火도 이미 부족해지면 땀이 나지 않고 도리어 마른다고 했다.

현대의학에서의 땀

그러면 지금 시대에 땀이란 어떻게 해석되고 있을까.

땀은 체온 조절을 위해 땀샘에서 분비되는 액체다. 우리 몸의 땀샘에는 에크린샘과 아포크린샘, 두 종류의 땀샘이 있는데 보통 말하는 '땀'은 에크린샘에서 나오는 땀을 말한다. 땀의 구성성분은 99%가 물이고 나머지는 나트륨, 염소, 칼륨, 질소 함유물, 젖산, 요소 등이다. 그 농도는 체내 수분의 양과 땀의 양에 따라 다른데, 아포크린샘에서 나오는 땀은 에크린샘에서 나오는 땀에 비해 단백질, 지방과 같은 유기물이 상대적으로 많이 함유되어 있다. 이들이 피부 내 정상세균총에 의해 분해가 되면 불쾌한 냄새가 유발될 수 있어 체취의 원인이 된다고 정의를 내린다.

땀은 체온을 조절하는 역할을 한다. 체온이 상승하면 체온 조절 중추인 시상하부를 통해 교감신경을 자극해 땀 분비가 일어난다. 땀이 증발하면서 피부 표면을 냉각시켜 체온이 떨어짐과 동시에 피부 보습을 유지하는 것이다.

많은 분들이 땀이 나면 몸이 약해졌다, 허해졌다 말하며 뭔가 좋은 것이 빠져나간 것으로 생각한다. 땀을 빼면 피곤하다고 생각해서 보약을 먹어야 한다고 말하기도 한다. 어떤 분들은 자가 진단을 해서 황기, 오미자, 인삼, 홍삼 등의 보약제를 복용하기도 한다.

예전 한의학 서적을 보면 땀은 대부분 허약함이 원인이며 몸을 보하는 치료를 해야 하고, 땀을 많이 흘리면 생명에도 위협을 주는 것으로 기술된 경우가 많다. 하지만 일상생활에서의 관점으로 보면 땀은 꼭 필요한 것으로 체온 조절과 피부 보습이라는 막대한 기능을 담당한다.

현대인들은 오히려 몸에 열의 양이 많아서 상초에 열이 쏠림으로써 땀이 나는 경우가 많다. 먹을거리가 고열량인데다 스트레스, 운동 부족 때문에 열이 우리 몸속에 너무 많다는 것이 문제다. 이것을 해결하는 것이 땀이기 때문에 땀은 흘려야 한다. 적당히 정도가 아니라 많이 흘려줘야 한다. 그렇다고 탈진이 될 정도까지 많은 땀을 흘리는 것은 좋지 않지만 말이다.

위산 과다를 일으키는 음식을 제한하라

땀이 많이 나는 것을 허하기 때문이라고 생각해서 땀 나는 것을 막는 약을 보약처럼 복용하는 사람도 있다. 황기, 오미자, 홍삼 등이 많이 쓰이기도 한다.

사실 요즘같이 잘 먹는 시대에는 몸이 허해서 땀이 나는 경우보다는 잉여 에너지가 열로 발산되어 나타나는 경우가 더 문제이고 사례도 많다. 땀길이 막혀버리면 열이 몸 안을 돌아다니며 각종 증상을 유발한다. 피부가 가렵거나 습진 같은 것이 생기거나 뾰루지가 올라오기도 한다. 우리 몸은 스스로 치유하는 능력이 있어 몸에서 기순환이 잘 되어 기체증이 없어지면, 땀은 자연스럽게 체온을 조절하는 역할로 돌아간다.

땀이 많이 난다고 해서 땀을 막는 것이 목표가 되어서는 안 된다. 그보다는 열을 내려주는 것이 치료의 목표가 되는 것이 좋다. 아이들이 잠을 자주 깨는 것도 머리에 열이 많을 때 나타나는 또 다른 증상이다. 심하면 하루에 5~6번씩 깨서 보채는 아이들이 있다. 이런 아이들은 대부분 머리에 땀이 많다는 특징이 있다.

몸에 열이 많은 상태를 개선하기 위해서는 열량을 높이는 인스턴트 음식, 야식, 술, 과일을 포함한 단 음식, 위산을 자극하는 음식, 밀가루 음식 등을 줄이는 것이 답이다. 이와 더불어 움직임을 늘리고 더 많은 운동을 해서 땀을 내고 열을 발산하는 것이 보약보다 좋은 효과를 준다.

수면장애와 불면증,
잠의 질이 중요하다

잠이란 휴식이다. 휴식은 쉰다는 의미이고, 쉰다는 건 몸의 열을 식히는 것이다. 특히 머리의 열이 식어서 편안한 상태를 말한다. 휴식에 필요한 최소한의 에너지를 제외하고 잉여 열이 머리에 남아있다면 잠을 이루지 못한다.

또 잠이란 피로를 푸는 것이다. 충분히 잠을 잤음에도 불구하고 피곤하다면 얕은 수면만 계속되어 몸의 피로가 덜 풀린 것이다. 밤에 8~9시간을 자고도 낮에 하루 종일 피곤하거나, 침대에 누워 몇 시간 동안 뒤척여야 겨우 잠드는 중증 수면장애가 있어 한의원에 내원하는 분들이 점점 많아지고 있다. 수면장애가 있다면 그 원인을 파악하고 그에 맞는 적절한 치료가 필요하다.

'잘 잔다'는 것은 어떤 것일까? 수면 시간을 기준으로 생각해야 할지, 수면의 질로 판단해야 할지 기준을 정하기 어렵다. 에디슨은 4시간 이상 잠을 자지 않았다고 하는데, 이것은 누구에게나 적용할 수 있는 얘기일까. '잠을 푹 잔다'고 하는 사람들의 특징을 살펴보면 아침에 일어날 때 몸이 가볍고 개운하다고 한다. 간혹 몸이 불편하다고 하는 분들 중에는 12시간을 자도 몸이 무겁다는 분도 있다. 그러니까 여기서 좋은 잠의 기준은 '아침에 몸이 가볍다'는 것을 기준으로 하면 될 것 같다.

잠들기가 힘들다는 불면증은 물론이거니와 자면서 꿈이 많다든지, 귀가 밝아서 옆에서 조금만 움직여도 잠을 깬다든지, 악몽을 수시로 꾼다고 호소하는 분들도 자주 볼 수 있는 수면장애 중 하나다. 잘 먹고, 잘 싸고, 잘 자는 것이 건강의 3대 요건이다. 먹는 것만큼 수면의 질에도 신경을 써야 건강을 유지할 수 있는데, 잠을 잘 자려면 기본적으로 몸에 아픈 곳이 없어야 한다. 최근에 모 예능 프로그램에서 여행 중에 배변이 잘 안 돼서 고생하는 분이 잠을 잘 자지 못하고 다른 멤버들과 달리 많이 뒤척이는 것을 볼 수 있었다. 이렇게 장이 좋지 않으면 잠을 푹 잘 수 없고, 이것이 몸 전체의 건강 상태에 영향을 준다.

필요한 영양소를 먹고 흡수가 잘 돼야 나머지 일련의 과정이 좋아질 수 있다. 소화 기능이 좋지 않아서 기순환이 잘 안 되면 머리가 개운치 않고, 이것은 숙면을 방해하는 악조건이 된다. 노폐물을 만들지 않기 위해서도, 소화기의 정상적인 기능 유지를 위해서도 필수지방산을 잘 챙겨먹고 고른 영양 섭취를 해야 우리 몸은 질병에서 멀어진다.

건강한 숙면을 위한 생활습관

평소에 건강했던 사람이라면 스트레스를 받아도 잠의 질에 큰 영향을 받지 않는다. 오히려 잠을 자는 것으로 스트레스를 풀 수 있다. 그러나 평소에 건강 상태가 좋지 않았던 사람은 스트레스를 받으면 더욱 숙면을 취하기 힘들어진다. 이런 상황이 오랜 기간 지속되면 체력이 떨어지고 질병에도 쉽게 노출될 수밖에 없다. 체력이 약해지는 노인들을 보면 깊은 잠을 자지 못하고 잠을 설치는 경우가 많다. 잠을 푹 자야 체력이 회복되건만 쉽지 않은 일이다.

우리가 잠을 잘 때 처음부터 숙면 상태에 들어가는 것은 아니다. 1단계 수면 단계로 들어갔을 때는 작은 소리에도 눈이 떠진다고 한다. 5분이 지나면서 두 개의 뇌파가 확인되는 2단계로 접어들고, 10~15분이 경과하면 3단계에 들어가는데, 이때가 깊은 수면의 최초 단계로 뇌파가 규칙적으로 변하고 맥박, 호흡, 혈압이 안정화된다고 한다. 마지막 4단계가 숙면 단계로 일정 시간이 지난 뒤에는 다시 1단계부터 4단계 과정을 반복한다.

숙면 시에는 뇌파가 가장 느리게 반응하기 때문에 저속 파동 단계라고 부르는데, 이 상태에서는 잠을 깨는 것이 쉽지 않다고 한다. 누가 엎어가도 모른다는 상태인 것이다. 이때는 신진대사 활동이 현저하게 감소되어 성장호르몬 분비가 증가하는데, 이 호르몬은 세포를 회복시키는 작업을 한다. 수면 중에는 신체와 정신이 번갈아가며 휴식을 취하기 때문에 수면 주기는 매우 중요한 것이다.

평소 건강한 숙면에 들기 위해서는 규칙적인 생활습관으로 생체리듬을 맞추고, 발을 따뜻하게 하는 것이 좋다. 숙면을 취해야 한다는 강박에 빠지면 오히려 좋지 않고 금연을 하거나 저녁 7시 이후에는 담배를 피우지 않는다는 지침을 지키면 도움이 될 것이다. 더불어 침실을 깨끗하게 정리하고, 샤워보다는 족욕이나 반신욕을 짧게 하면 건강한 수면에 더 도움이 된다.

머리에 쏠리는 열을 풀어라

불면증은 잠을 잘 수 있는 적절한 환경이 구비되어 있으나 잠을 이루지 못하는 질환이다. 입면장애는 처음에 잠들기가 힘든 것이고, 불숙면증은 수면 도중에 깨거나 새벽녘에 일어나 다시 잠들지 못하는 것이다.

환자들의 불면증 양상을 관찰해 보면 3가지 형태를 볼 수 있다. 첫째, 며칠 밤 지속되는 불면증이 아니라 수면 주기의 변화, 스트레스, 잠시 앓고 있는 질병에 의해 발생하는 일시적 불면증이 있다. 둘째, 2주에서 3주까지 지속되는 불면증으로 스트레스나 신체적, 정신적 질병과 관련이 있는 단기적인 증상이 있다. 셋째는 몇 주 이상 지속되고 신체적, 정신적 문제를 포함하며 복잡한 여러 가지 원인을 품고 있는 장기적이고 만성적인 불면증이다.

불면증은 우울증의 대표적인 증상으로 알려져 있는데, 스트레스 같은 심리적인 요인도 불면증의 원인이 된다. 잠이 오지 않을 때 수면제나 신경안정제의 도움을 받으려는 사람도 있는데, 아무리 약한 약이라 할지라도 습관성이 되어버리면 오히려 불면증 치료에 있어서 큰 걸림돌이 돼버리는 경우가 많다. 어떤 경우에는 일시적으로 수면제나 신경안정제가 요긴하게 쓰일 때도 있겠지만, 습관성이 될 정도로 약에 의존하면 몸은 점점 밸런스를 잃어버릴 것이고, 잠을 잔다 해도 깊은 잠을 못 잘 것이다.

불면증의 치료를 위해서는 우선 야식하는 습관이 있진 않은지 체크해 본다. 이렇게 이해하면 쉬울 것이다. 밤에는 부교감신경이 교대근무를 하며 몸이 휴식 모드에 적합한 상태를 만들고, 낮에 일하던 교감신경은 퇴근해서 쉬러 간다. 그런데 뱃속이 쉴 틈을 주지 않고 야식을 먹으면 교감신경이 퇴근을 하지 못하고 야근을 해야 한다. 정상적인 경우라면 밤에 우리 몸은 재생 공장이 된다. 부교감신경이 세포를 재생하는 일터가 돼야 하는데, 교감신경이 퇴근하지 못하고 같이 나와 있으니 부교감신경이 일하기가 수월치 않다. 게다가 거의 매일 야식을 반복해서 먹으면, 야근을 반복하는 교 감신경은 혹사당하게 되고 어쩌다 야식을 먹지 않은 날에도 혹시 나 일이 있을까 싶어서 교감신경이 퇴근하지 못하고 대기 상태가 된다. 더불어 밤이 되어도 부교감신경이 제대로 활동하지 못하는 애매한 상태가 되니까 몸이 힘든 것이다.

따라서 인위적인 수면 유도보다는 부교감신경을 도와서 불안을 해소하고 진정 작용을 할 수 있는 치료로 자연스러운 수면 유도를 해야 한다. 한의학의 수승화강과 두한족열은 잠과 밀접한 관계가 있다. 머리는 차가울수록 다리 쪽은 따뜻할수록 좋다. 즉, 몸에 불 필요한 열을 없애줘야 잠을 잘 잔다. 수승화강이 안 되고 반대로 두 열족한증이 생긴다면 머리에 열이 가득해지기 때문에 잠을 이룰 수 없다. 상초(흉부 위 머리까지)에 있는 뜨거운 기운과 하초(배꼽 아래)에 있는 차가운 기운이 순환하는 구조를 만들어 상초의 열은 식히고 하초의 차가움은 따뜻해지는 열순환(기순환)이 이뤄져야 한다.

여기서 중요한 것은 수승화강, 두한족열의 조절을 중초(소화기 전 체)에서 한다는 것이다. 다시 말해, 위산의 분비와 위산을 중화하 는 시스템(담, 췌장, 십이지장)이 중요하게 작용한다는 것이다. 위, 담, 췌 장, 십이지장에 과부하가 걸리면 수승화강의 열순환(기순환)을 제대 로 이뤄내지 못해 상초에서는 더 많은 열기를 갖고 하초는 더 많이 차가워진다. 잠을 자기 위해서는 상초 열이 없어야 하는데 결국 입면하기가 힘들어지거나 깊은 숙면을 하지 못하고 자주 깨는 상태가 된다.

야뇨증도
소화기의 문제다

낯에는 아무 문제가 없는데 밤이 되면 이불에 실례를 하는 아이들이 있다. 부모는 우리 아이만 왜 그런가 걱정하면서 혹여나 아이의 발달이 늦어서 그런 건 아닐까 하고 우려한다. 그런데 야뇨증은 과연 아이의 발달 문제일까?

야뇨증은 만 5세 이상의 아이가 밤에 소변을 지리거나 심하면 많은 양의 소변을 보는 증상을 말한다. 5세 아이의 15% 정도에서 나타나니까 상당히 비율이 높다고 할 수 있다. 주로 남아에게 더 많이 발생하는 경향이 있고 약 44%의 유전성도 가지고 있다고 알려져 있다.

야뇨증은 치료를 하지 않아도 보통은 자연적으로 호전되는 증상이긴 하지만, 사춘기에 이르러서도 남아 있는 경우도 있어서 그냥 기다리는 것만이 능사는 아니다. 자칫 방치해 버리면 아이의 스트레스는 물론 엄마가 수고를 겪으면서 불편함과 스트레스가 가중되곤 한다.

야뇨증이 있는 아이들에게 동반되는 증상들을 열거하면 이렇다.

- 소변이 밖으로 새어나오면 그제서야 급하게 화장실로 뛰어간다.
- 늘 신경이 예민하고 신경질적이며 잘 놀란다.
- 평상시에 불안해하고 초조해하며 밤에 잠꼬대를 많이 한다.
- 낮에도 소변을 참지 못하고 너무 자주 소변을 본다.
- 잠이 깊이 들어서 깨워도 일어나지 못하고 실수를 한다.
- 억지로 비몽사몽간에 소변을 뉘었는데 다음날 전혀 기억하지 못한다.
- 엄마나 아빠가 어려서 야뇨증이 있었다고 한다.

이런 경우에 해당하면 야뇨증일 가능성이 매우 높다고 봐야 한다.

야뇨증은 크게 1차성과 2차성으로 구분한다. 1차성은 기질적인 야뇨증으로서 아이의 항이뇨 호르몬(바소프레신) 분비 이상이나 실질적인 장기의 문제로 인해 발생되는 야뇨증이다. 쉽게 말하면 소변이 잘 농축되지 못하고 소변이 일정량 차 있다는 신호를 뇌에서 잘 감지하지 못하는 상태를 말한다.

2차 야뇨증은 기능적인 야뇨증이다. 아이가 어린이집을 처음 가거나 이사를 하거나 환경이 바뀌었을 때 스트레스나 중압감으로 인해 긴장 상태가 지속되면 밤에 실수하는 경향이 늘어난다.

2차 야뇨증도 임상에서 많이 접하는데, 아이들의 스트레스를 대수롭지 않게 지나치지 말고 면밀히 관찰하는 것이 필요하다. 아이가 실례했다고 해서 야단치거나 벌을 세우는 방법은 결코 도움이 되지 않는다는 얘기다. 오히려 아이의 불안감을 더 키워서 증상을 악화시킬 수 있다. 아이들은 실수를 통해 성장하는 만큼 아이들의 신체적 건강에 관심을 가지고 근본적인 몸의 문제를 치료하는 것이 우선이다. 야뇨증으로 올 수 있는 수치심, 죄책감, 실패감 등의 정서적 문제를 치료해 주는 섬세한 접근이 필요하다.

이렇듯 야뇨증을 두 가지로 구분해 봤지만, 대부분은 신장, 방광의 순환이 정체되어 차가운 기운이 많이 있고 머리 부위에는 뜨거운 기가 정체되어 있는 경우다. 따라서 열순환(기순환)을 도와주고 호르몬 분비와 전달 체계가 활성화되도록 도와줄 필요가 있다.

특히나 먹는 것을 개선하면 많은 도움이 된다. 야뇨증이 있는 아이들의 공통점을 보면 단맛이 나는 간식, 튀긴 음식, 각종 첨가물이 들어 있는 인스턴트 음식들을 많이 좋아한다. 또 잦은 감기와 식욕 부진, 식은 땀, 체력 저하 등의 증상을 함께 가지고 있는 경우가 많다. 결국은 소화 기능의 불균형 때문에 머리 부위는 열이 많아지고 하초(배꼽 아래) 부위는 차가운 기운이 많아져, 열순환(기순환) 장애를 일으킨 것이 원인이다. 심리적인 섬세한 케어와 함께 음식 조절이 기본이 되어야 한다.

야제증,
깊이 길게 못 자는 아기들

생각보다 밤에 자주 깨는 아기들이 많다. 소위 말하는 굿잠, 풀잠을 자는 아기가 드물다. 백일의 기적, 돌의 기적을 기다리지만 아마도 우리 아기는 해당사항 없는 것 같다며 힘들어하는 엄마들이 많다. 하지만 막상 엄마들은 인고의 시간을 견디면 좀 나아지겠지 생각만 할 뿐 어떻게 해줘야 할지 지침을 모르는 경우가 대부분이다. 그냥 우리 아기가 예민해서 그런가 보다 하고 넘어가기도 한다.

아기가 짜증이 많고 자주 보채고, 잠의 질이 좋지 않다면 몸 어딘가 안 좋아서 생기는 증상으로 봐야 한다. 밤에 수시로 깨서 보채며 우는 것을 '야제증', 밤에 놀라면서 소리를 지르면서 깨는 것을

'야경증'이라고 한다.

야제증과 야경증은 갓 태어난 아기부터 만 6세 이전의 아이들에게서 흔하게 볼 수 있는 질환이다. 실제로 크면서 자연적으로 좋아지기도 하는 질환이지만 엄마, 아이 모두가 힘든 시간을 보내는 경우가 많다. 대체로 크면 좋아지겠지 생각하며 대수롭지 않게 넘기거나, 특별히 치료해줄 수 있는 방법이 없을 거라 생각하기 때문에 그저 시간이 지나가길 기다릴 뿐인 경우가 많다.

아이들은 자면서 뇌 발달도 이루어지고 성장호르몬이 분비되면서 키가 큰다. 그리고 아이들은 잠을 잘 자야 기분 좋은 하루를 보낼 수 있고 그래야 행복한 아이, 행복한 엄마가 된다. 잠의 질은 삶의 질을 결정하는 커다란 요소이다.

야제증 증상은 다양한 형태로 나타난다. 한 시간마다 깨는 아이, 하루에 한두 번씩 깨서 악을 쓰며 우는 아이, 엄마가 세워서 안아주면 잠시 자는 듯하다가 반듯하게 눕히면 바로 깨는 아이(등에 센서가 달렸다는 말도 한다), 잠꼬대를 자주 하는 아이, 심한 경우엔 몽유 증상처럼 자다가 돌아다니기도 한다.

그 원인을 구체적으로 살펴보면 대체로 다음 세 가지다.

첫째로 분유를 먹거나 모유 수유를 하는 아기일 때 과식이 원인이 되는 경우가 가장 많다.

과식이 잠의 질을 떨어뜨리는 것은 월령별 분유 권장량 이상을 먹었을 때만 나타나는 건 아니다. 월령별 분유 권장량대로 먹었지만, 소화기 발달이 더딘 아기라면 정량보다 적은 양을 먹어도 과식인 것이다. 또 수유 시간이 너무 자주 반복되거나 들쑥날쑥한 것도 과식으로 볼 수 있다. 분유를 과식한 것으로 판단될 때는 분유를 탈 때 조금 묽게 타서 주면 도움이 되고, 정량의 분유를 2시간 30분에서 3시간 30분 간격으로 규칙적으로 먹을 수 있도록 해주면 좋다.

돌 전에 이유식을 시작한 아기의 경우 이유식이 아기의 소화기에 부담이 돼서 야제증이 나타나는 경우도 있다. 앞서 말한 대로 생후 4~6개월 사이에는 반드시 이유식을 시작해야 한다는 말에는 사실 타당한 근거가 없다.

둘째로 등에 센서 달린 아이들, 엎드려야만 자는 아이들, 하루 종일 세워서 안아주거나 업어줘야 하는 아이들의 경우는 모두 속에 가스가 많이 차고 더부룩한 경우이다.

배에 가스가 차면 횡격막이 경직되어 힘드니까 세워서 안아야 편안해한다. 세워서 안아주면 횡격막이 중력의 힘으로 아래로 내려가는 효과가 있기 때문이다. 배에 가스가 차는 경우 누우면 길게 못 자고 불편하니까 자꾸 깨고, 엎드려 있는 것을 좋아하게 된다. 분유량이 적어지면 소화가 편해서 가스가 덜 차니까 깊은 잠을 자게 된다. 아기가 무조건 많이 먹으면 무럭무럭 자랄 거라는 생각은 순진한 착각이다.

셋째로 잠들기 전 머리에 땀이 흠뻑 많이 나면서 두세 번씩 깨는 아이들이 있다. 머리에 순환되지 않는 열이 있는 경우이다.

하기下氣(아래로 기가 내려가는 현상)가 잘 돼야 머리 쪽의 열이 내려가면서 깊은 잠을 자는데, 순환이 안 되는 경우 머리의 열이 내려가지 못해 잠을 깨게 된다. 이런 아이들은 대개 평소에도 머리에서 땀을 잘 흘린다. 치료 도중에는 땀이 더 많이 흐르며 열을 발산하는 과정을 거치고 그 이후에는 머리의 땀이 줄면서 잘 자는 착한 아이로 돌아온다.

아이의 몸이 알아서 열 처리를 잘 하기 시작하고 순환이 잘 되면, 수면의 질뿐만 아니라 모든 신체 활동이 건강해진다. 아이가 잠을 잘 못 잔다면 부디 먹는 것부터 잘 살펴봐주길 바란다.

아토피,
열독이 쌓이는 음식을 피하라

나을 생각을 안 하는 아토피 피부염 때문에 고생하는 환자들이 점점 많아지고 있다. 연고 처방을 받아서 사용해 보고 좋다는 크림, 로션, 보습제 등을 다 발라보고, 안 좋다는 음식은 끊게 하고 각종 건강식품도 모두 사서 먹어보는데 차도가 없다. 광고에서도 아토피 피부염에 좋다는 각종 제품들이 쏟아져 나와 사람들을 끊임없이 헷갈리게 하고 있다.

도대체 아토피의 정체가 무엇일까. 아토피는 'Atopos'라는 말이 어원이고 '불확실한, 잘 모르는'이라는 뜻을 가진 단어라고 한다. 하지만 왜 생기는지, 어떻게 예후가 발전하고 사라지는지에 대해서는 서양의학적 관점에서는 아직까지 불분명하다.

그러나 한의학적으로 보면 아토피 피부염은 흔히 유아 습진, 태열이라고 해서 일반적으로 유아기 또는 어린이 시기에 초발하여 만성적으로 재발하는 피부 질환이라고 설명된다. 아이들은 대사 과정과 성장 발육 과정에서 열이 발생하는데, 그 열을 소모하기 위해서 끊임없이 움직이거나 피부로 땀을 흘린다. 아토피 피부염이 있는 아이들은 피부에 열이 정체(열독)되어 습진이 나타나고 열독이 더 많이 몰리면 심한 가려움증으로 나타난다. 유아기에는 얼굴과 팔다리의 접히는 부위에서 습진이 관찰되지만 성장하면서 눈, 입술 주위, 목, 팔꿈치 안쪽이나 무릎 뒤쪽의 습진 형태로 나타난다.

아토피 피부염의 습진은 극심한 가려움을 동반하는데, 긁으면 2차 감염으로 진물이 흐르거나 염증이 생기고 거북이 등처럼 피부가 딱딱해지는 태선화 과정이 나타난다. 이런 상황까지 가면 가려움증은 더욱 심해져서 증상이 반복적으로 나타나는 과정을 거친다.

그렇다면 왜 과거에는 별로 없었던 아토피 피부염이 현대에 와서 증가한 걸까? 먼저 '노폐물'이 만들어지는 원리를 살펴보자.

아토피가 생기면 소화기부터 살핀다

우리 몸의 위, 담, 췌장, 십이지장은 입에서 식도를 타고 넘어온 음식물을 잘게 부수고 필요한 성분은 소화·흡수하고 불필요한 물질은 배출하도록 만들어져 있다. 하지만 소화기관이 아직 미성숙한 아이들의 경우 나쁜 음식, 즉 소화가 잘 안 되는 음식이 계속 몸에 들어오거나 과식을 하면 음식을 소화시키기 위해 위산의 분비를 필요 이상 많이 해서 위산 과다가 일어난다. 췌장에서는 과다 분비된 위산을 중화시키려고 중탄산나트륨이라는 소화효소를 만들어서 보내려고 애를 쓰면서 과부하가 걸릴 것이다. 이때 중화되지 못한 위산이 십이지장을 지나 장으로까지 내려가면 대장에 열독을 만들게 된다. 그래서 아토피 피부염을 가진 아이들은 배가 자주 아프다고 하고, 변도 잘 못 보는 경우가 많다. 이것이 열독이 만들어지는 초기 단계다.

소화효소가 충분히 공급되지 않아서 불완전하게 소화된 음식물들은 체내에서 독소를 만들어낸다. 더군다나 나쁜 음식을 좋아하는 장내 유해균들은 더욱 많아지고 유익균이 힘을 못쓰는 나쁜 장내 환경이 조성될 것이다. 결국 이 과정에서 노폐물이 만들어지고 우리 몸의 기혈 순환을 방해하는 물질이 된다.

우리 몸의 열 순환은 혈액과 체액이 담당한다. 혈액 순환과 체액 순환이 원활해서 온몸이 36.5도의 조금은 따뜻한 상태를 유지하는 게 가장 건강한 상태다. 그런데 열이 제대로 순환되지 않고 정체되면 기혈 순환이 안 되는 상태인 '기체증'이 발생한다. 기체증은 곧 열독을 만들어내고 이 열독이 염증을 만들고, 만성적이고 고질적인 난치병들을 만들어내는 기본 물질이 된다. 아토피 피부염은 바로 기체증이 만들어낸 대표적인 피부 난치병인 셈이다.

특히 태아들의 경우, 엄마의 몸 안에 누적된 노폐물들을 각종 영양분과 함께 280일 동안 태반 안에서 같이 흡수한다. 출산 후에 체내에 쌓인 열독이 풀리지 못해서 나타나는 증상이 바로 '태열'이다. 따라서 태아의 몸 안에 있는 노폐물을 잘 관리해 주고, 기체증이 없는 엄마의 몸에서 나오는 건강한 모유를 잘 먹이면서 태아의 몸에 열독이 쌓이지 않게 하는 것이 중요하다. 영아산통이 유독 심하거나 시간이 지나도 태열이 잘 가라앉지 않는다면, 아기의 몸에 쌓인 열독을 풀어주는 치료가 반드시 필요하다.

몸에 쌓인 열독은 점차 고질적이고 만성적인 염증을 유발한다. 임신 전부터 엄마의 몸 안에 노폐물이 쌓이지 않게 해준다면 더욱 좋을 것이고, 임신 후 엄마의 몸 안에 태아가 있을 때부터 엄마가 먹는 음식에 신경을 써주면 튼튼한 면역력을 가진 기체증이 없는 건강한 아이로 잘 성장할 것이다.

따라서 아토피 피부염에는 음식치료가 기본이 되어야 한다. 우선 위산 과다를 유발해서 많은 열을 발생시키는 인스턴트 식품, 소고기와 닭고기의 기름, 열을 가한 등푸른생선, 유지방, 밀가루 음식, 과일을 포함한 단 음식을 금한다. 대신 질 좋은 지방과 단백질을 섭취할 수 있는 돼지고기, 오리고기, 올리브 오일, 그리고 비타민,

무기질을 갖춘 익힌 야채를 매일 섭취하는 것을 권장한다.

또 피부의 울체를 조금이라도 더 풀기 위해서 운동을 매일 규칙적으로 일정 시간 해야 한다. 피부에 열독이 몰리면 피부가 건조해지면서 피부를 보호하는 각질층이 약해지므로 목욕할 때 수건 등으로 과도하게 때를 밀지 말고 장시간 목욕, 비누나 세제의 과도한 사용을 자제해서 피부 건조를 방지한다. 보습제를 충분히 발라줘서 피부를 보호하는 것도 중요하다.

항간에 아토피에는 로션을 바르지 말고 긁어도 좋다는 이야기도 있는데, 신중을 요하는 사안이다. 피부가 건강한 상태라면 피부 자생력을 위해 로션을 안 바르는 선택을 할 수도 있지만, 피부가 건조하고 가려움증이 심한 상태라면 로션을 일부러 바르지 않는 것은 좋은 선택이 되지 못한다. 긁지만 않아도 2차 감염을 피할 수 있어 아토피 피부염이 빨리 나아질 수 있지만, 건조해서 긁기 시작하면 아토피는 더 괴로운 질환이 될 수 있다.

스테로이드 제제에 대한 생각

아토피에 대한 양의학적인 치료는 항히스타민 제제나 스테로이드 제제의 약과 연고가 대부분을 차지한다. 가려움증을 없애주는 데는 일시적으로 탁월한 효과가 있다. 하지만 근본적인 치료를 하는 것이 아닌 대증 처방이기 때문에 가능하면 복용을 적게 해야 한다.

피부에 상처가 나서 감염이 진행되는 경우나 너무 가려움증을 참기 어려울 경우 일시적으로 사용할 수는 있지만, 아토피를 유발하는 음식이나 생활환경을 바꾸지 않고 스테로이드 약에만 의존하는 것은 좋은 선택이 못 된다. 기체증이 풀리도록 운동을 해주면서 몸이 좋아하는 음식으로 식습관을 바꾸는 것이 아토피 치료에서는 선행 조건이다.

스테로이드는 원래 몸에서 만들어지는 호르몬 중의 하나로 신장 근처에 있는 '부신'에서 만들어지는 부신피질호르몬을 말한다. 스테로이드는 면역조절과 항염증 작용, 피부재생 기능을 하며 아토피 피부염이나 접촉성 피부염, 지루성 피부염, 건선 등의 여러 질환에 사용되고 있다. 하지만 치료 목적의 스테로이드제는 증상을 조절하는 역할을 하는 것이지 완치를 목적으로 하는 것이 아니라는 것을 알아야 한다. 스테로이드를 사용하는 때는 다른 치료제가 없을 경우나 단기간에 증상을 완화시킨 후 후속 치료를 하려는 경우이다.

스테로이드제는 많은 질환에서 매우 중요한 약의 하나로 쓰이며, 경구약, 주사제, 연고제로 처방되고 있다. 짧은 시간 안에 증상을 완화시킨다는 점에서 스테로이드제를 따라올 만한 일시적인 치료제는 없다. 그러나 이를 남용하면 심각한 스테로이드 부작용에 시달리게 된다. 스테로이드는 질병의 원인을 내버려둔 채 증상만 일시적으로 가라앉혀 주기 때문이다. 스테로이드 부작용 중에 대표적인 것으로 현기증이 있다. 그 외에도 속쓰림, 여드름, 골다공증, 백내장까지 다양한 스테로이드 부작용이 생길 수 있다. 뿐만 아니라 결정적으로 면역력을 떨어뜨린다.

스테로이드 부작용 중 연고로 인한 것으로 피부가 얇아지고 빨갛게 되거나 건조해지는 등의 증상이 나타날 수 있다. 심하면 피부가 쉽게 상처 나고 찢어지기도 한다. 또 우울증도 올 수 있다. 아토피 피부염에 스테로이드제를 무분별하게 습관적으로 사용하면 내성이 생기고 장기간 사용으로 이어지기 때문에 증상을 더 악화시킬 수 있는 것이다.

스테로이드제의 부작용을 정리하면 다음과 같다.

- 스테로이드 내복약의 부작용
  - 위점막이 약해지고, 위에 염증이 생긴다, 이로 인해 위궤양도 발생한다.
  - 혈당을 올려 당뇨병의 원인이 되기도 한다.
  - 피부와 뼈가 약해지며 쉽게 멍이 드는 체질이 된다.
  - 성장장애가 온다. 소아에게 투여할 때 가장 문제가 되는 부분 중 하나다.

- 스테로이드 연고의 부작용
  - 혈관 주위 조직을 약하게 만들고 상처가 늦게 아물게 하거나 알레르기성 접촉 피부염을 일으킬 수 있다.
  - 혈관확장증으로 피부가 붉게 변할 수도 있다. 피부가 얇아지고 약해진다.

- 기타 부작용
  - 안약의 경우는 백내장, 녹내장을 유발할 수 있다.
  - 월경이상, 정자운동의 감소, 다모증, 탈모증, 두통, 현기증 등을 유발할 수 있다.

스테로이드제는 강한 약과 약한 약으로 등급 분류가 되어 있는데 이것은 치료 효과를 말하는 것이 아니라 피부의 작은 혈관을 수축시키는 능력을 기준으로 나눈 것이다. 부작용 면에서 보면 서로 비슷하지만 시기가 빠르게 나타나느냐 늦게 나타나느냐의 차이가 있다. 정확한 진단 하에 처방된 스테로이드제는 단기간 사용해도 되겠지만, 진단과 처방 없이 장기 사용하는 스테로이드제는 더 큰 화를 가져온다. 오히려 치료 전보다 악화된 상태를 만들 것이 분명하므로 신중해야 할 것이다.

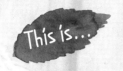

음양론으로 본 음식

음양론은 한의학의 가장 기본적인 이론이다. 많은 사람들이 음양론은 현대에는 잘 어울리지 않는 관념이라고 생각하는 경우가 많지만, 사실 음양론은 자연현상을 관찰하고 분석하는 도구이자 현상을 분석하는 학문이다.

음양론을 쉽게 인체에 대입해서 설명하면 균형의 관점으로 설명할 수 있다. 음식의 균형을 맞추는 것도 역시 음양의 관점으로 설명할 수 있다. 매운 음식을 만들 때 단맛을 조금 넣으면 매운 음식으로 인한 뱃속의 불편함을 예방하는 역할을 한다. 이때 음양의 균형을 맞췄다고 말할 수 있다.

너무 일방적인 매운 음식은 맛도 없고 먹은 후에 속이 불편하고 개운치 않다. 그래서 음식을 만들 때 맛의 균형을 잡는 것이 중요하다. 맛의 균형은 곧 음양의 균형이라고 설명할 수 있다.

느끼한 중국 음식을 주문하면 얼큰한 짬뽕 국물이 같이 따라나온다든지, 매운 음식을 주문하면 맑고 담백한 계란탕이 같이 나오는 것은 음양의 균형을 잡는 관점에서 보면 아주 적절한 조합이라고 할 수 있다. 이렇게 음양의 균형이 맞는 음식을 먹으면 뱃속의 불편함이 적어진다.

음양론의 음양을 나누어서 보면, 일반적으로 대표적인 양의 상징으로는 태양을 가장 먼저 떠올린다. 태양은 밝고 뜨겁고 활발하고 적극적인 활동성을 생각한다. 반대로 음의 상징으로 달을 생각하면 밤과 연관되어 어두움을 떠올리고 차가움을 느끼며 소극적이고 정체된 느낌을 받는다.

이렇게 대비시키는 것으로 기본적인 음과 양의 속성은 이해될 것이다. 몸속 건강의 척도 또한 음양의 균형이다. 우리가 살아가는 현재를 뒤돌아보면 많은 곳에서 음양의 조화가 깨져 있고 불균형하다. 심지어 먹을거리에서도 음양의 구조가 깨져 있다. 탄수화물은 너무 많이 섭취하고 있는 반면에 단백질과 지방 섭취는 많이 부족하다. 더 자세히 들여다보면 좋은 탄수화물은 부족하고 나쁜 탄수화물을 많이 먹고 있으며, 좋은 단백질과 좋은 지방은 적게 먹고 나쁜 단백질과 나쁜 지방은 많이 먹고 있는 것이 실정이다.

음의 정체성과 양의 활동성을 음양의 특징이라고 한다면, 음식(영양성분)에 대한 음양은 어떻게 표현할 수 있을까.

단백질, 지방, 탄수화물을 3대 영양소라고 한다. 단백질과 지방은 세포를 구성하는 요소이며, 탄수화물은 에너지를 공급하는 요소이다. 인체가 자동차라고 치면 자동차의 골격, 엔진, 기타 구조물들은 단백질과 지방이고, 엔진을 가동시키고 자동차를 움직이게 하는 에너지원인 기름은 탄수화물이다. 이것을 한의학적인 음양론으로 이야기해보면 차체와 구조물(정체성)에 해당하는 단백질과 지방은 음으로 표현할 수 있고, 에너지(활동성)를 공급하는 탄수화물은 양으로 표현할 수 있다.

음에 속하는 단백질과 지방은 인체의 기본 틀을 만드는 구성물질로서 보다 깨끗하고 정결하고 맑은 단백질과 지방이어야 기질적으로 병이 없는 상태로 몸이 만들어질 것이다. 다만 오늘 몸이 안 좋더라도 내일은 괜찮을 수 있다. 세포는 죽지만 반복적으로 재생하기 때문이다. 그래서 늘 기회가 주어진다고 보면 된다. 재생함에 있어서 새로운 세포가 건강한 세포로 거듭나려면 무엇보다 깨끗하고 정결하고 맑은 단백질과 지방을 공급받으면 된다.

결국 인체를 구성하는 단백질과 지방이 모든 골격과 장기를 만들기 때문에 건강한 몸을 만드는 첫 번째 요소는 좋은 단백질과 좋은 지방을 섭취하는 것이다. 반대로 나쁜 단백질(변성되고 가공된 단백질), 나쁜 지방(포화지방, 트랜스지방, 유지방)을 많이 섭취할수록 깨끗한 몸을 만드는 것은 기대하기 힘들다. 나쁜 세포, 변형된 세포, 병적인 세포를 만들어낼 것이며 결국 몸의 구성이 병을 일으키는 요소들로 가득 차서 내부적으로든 외부적으로든 해로운 것들로부터 공격을 당하면 바로 건강을 잃어버릴 것이다.

양에 속하는 탄수화물을 생각해 보자. 탄수화물은 최종산물인 포도당으로 흡수되어 에너지를 만드는 물질이 된다. 아무리 좋은 구성으로 만들어졌다 해도 힘을 사용하는 데 있어 부족하거나 너무 과하면 문제가 생긴다. 탄수화물이 부족하다면 힘을 쓸 수 있는 에너지가 없는 것이기 때문에 몸을 사용할 수 없을 것이다. 양질의 탄수화물을 적절히 공급해줘야만 모든 장기가 편안하게 활동하며 생명을 이어나갈 수 있을 것이다. 하지만 탄수화물의 공급 과잉이거나 저급한(변성되고 가공된) 탄수화물을 다량 섭취했을 때가 문제다.

인체는 필요 이상의 단백질과 지방은 체외로 배출시킨다. 하지만 탄수화물은 사용하고 남은 것을 배출하지 않고 몸 안에 저장한다. 이것이 문제의 포인트다. 필요 이상의 탄수화물이 저장되면 결국 병을 일으키는 열에너지(열독)를 일으켜서 취약한 곳에 염증을 만들며 세포의 죽음과 변성을 유발하고 통증과 병을 만들 것이다. 더군다나 나쁜 탄수화물(변성되고 가공된 탄수화물)들의 독성은 두말할 것 없이 더 강력한 열독을 만들어서 몸을 괴롭힐 것이다. 양의 속성은 더 빠르고 뜨겁고 활동적이다. 탄수화물로 인한 독소로 피해를 입으면 그만큼 빠르게 몸을 망가뜨릴 것이다.

음양의 균형이 이루어져야 인체를 건강하게 만들고 질병 없이 편안한 삶을 누릴 수 있는 것이다. 해와 달이 우리를 계속 보호해 주고 곁에 있어야 사람과 세상 모든 만물이 생존해나갈 수 있는 것처럼 말이다. 음에 해당하는 단백질과 지방, 양에 해당하는 탄수화물을 균형 맞춰 먹는다는 것은 해와 달을 통해 균형적인 음과 양을 받는 것과 마찬가지일 것이다. 그러나 우리가 하룻동안 먹는 음식들을 살펴보면 탄수화물은 너무 많이 먹고 있고 필수지방과 필수아미노산(단백질)은 부족한 실정이다. 게다가 질 나쁜 탄수화물을 특히 많이 먹고 있으며, 좋은 지방보다는 변성된 지방을 많이 먹고 있다.

신선한 단백질, 양질의 필수지방, 변성되지 않은 좋은 탄수화물을 배가 부르지 않을 정도로 먹는 것. 영양 과다 섭취(탄수화물 과잉 섭취)와 영양 부족(필수지방 부족)의 현실을 바로 알고, 배부른 상태가 아닌 70~80%만 채워서 먹는 것. 그것이 현대인이 건강을 유지하며 뱃속 편안하게 살아갈 최고의 비법이다.

입이 즐거운 음식에서
뱃속이 행복한 음식으로

한약의 치료 원리는 질병의 원인이 된 몸의 부조화와 불균형을 회복함으로써 질병 또는 증상에서 벗어나 원래의 상태로 돌아가려는 항상성을 회복시켜 준다는 데 있다. 현대인의 질병은 대부분 면역체계가 흐트러져서 온 경우인데, 항상성의 유지는 호르몬계, 신경계, 생체방어(면역)계, 각종 대사계 등의 다양한 신체 시스템이 적절히 작용하고 또한 서로 밀접하게 영향을 주고받아 연동함으로써 이루어진다. 따라서 몸 안에 쌓인 독소와 노폐물을 제거해 주어야 면역력, 즉 자가치유능력이 향상되어 질병을 치료할 수 있다.

인스턴트식품과 패스트푸드, 과자류에 들어가는 식품첨가물은 20~50%가 몸속에 축적되고 독성 화학물질로 변해 노폐물이 된다. 특히 조미료, 감미료, 보존료, 가공식품 첨가제, MSG 등은 치명적인 노폐물이 되기 때문에 식품을 고를 때 성분표시를 잘 확인하는 것은 습관으로 정착되어야 한다.

한의학은 오늘날 대체의학처럼 취급받고 있는 경향이 있지만, 사실 한의학은 대체의학이 아닌 역사 깊은 광범위한 치료의학이다. 일반적으로 잘 알려진 질환을 치료하는 것은 말할 것도 없고 양의학 분야에서 뾰족한 치료 성과를 보이지 못하고 있는 희귀병, 난치병 질환 치료에도 매우 효과적이다. 단지 한약의 단점으로 꼽히는 점은 캡슐 제제와 드링크제로 되어 있는 양약과 달리 파우치 형태의 약물을 처방하기 때문에 휴대가 불편하고 외부에서는 데워먹기가 쉽지 않다는 것이다. 그리고 한약 특유의 쓴 맛과 냄새 때문에 아이들이나 까다로운 입맛을 지닌 사람, 비위가 약한 임산부 등이 먹기에는 거부감이 있을 수 있다.

항간에는 한약이 아무리 써도 필요하면 다 먹게 된다는 주장도 있었다. 하지만 필자들이 일하는 아이엔여기한의원 네트워크에서는 1997년부터(당시엔 '도원아이한의원' 네트워크) '효과는 뛰어나면서도 물처럼 맑고 쓴맛도 나지 않으면서 냄새도 없는 한약'을 목표로 연구해온 결과 '맑은 한약'을 개발해냈다.

증류 방식을 택해 잔류농약 성분과 방부제는 물론 중금속 등의 유해성분까지 걸러내는 순수 무공해 한약인 '맑은한약'은 2003년 특허 등록까지 마친 지가 벌써 10여 년이 지났다. 맑은한약은 데우지 않고 차게 먹어도 약효에 차이가 없으며, 소화기 장애를 해결해 치료가 신속하고 부작용이 없는데다가 물처럼 마실 수 있기 때문에 식사 전후와 상관 없이 복용할 수 있다는 장점이 있다.

'맑은 한약'과 마찬가지로 우리들이 위, 담, 췌장, 십이지장의 소화기 균형에 주목하고 환자들을 진료해온 지도 10여 년이 지났다.

인간의 몸은 환경에 따라 진화하고 변화한다. 과거에는 자연적인 기후에 따라 생활풍습이나 먹을거리가 정해졌고, 인체는 이런 환경에 맞춰 삶을 유지하려고 노력해왔다. 그러나 현대에는 여러 가지 요인으로 인해 세상이 점점 좁아지고 머나먼 남미 땅의 과일이나 열매라도 조금만 수고하면 바로 집에서 받아먹을 수 있는 세상이 되었다.

이렇게 변화된 환경에서 사람은 어떻게 적응하고 살아가야 할까? 변화에 따르든 아니든 간에 자신의 중심을 잃지 않아야만 스스로를 지킬 수 있는 삶이 될 것이다. 건강을 지키려 할 때도 스스로의 기본이 중요하다. 몸에서 일어나는 반응을 기준으로 각자의 몸 상태를 관찰하는 습관을 들일 필요가 있다. 무엇을 먹었을 때 뱃속이 부글거리고 불편한지, 무엇을 먹었을 때 편안함을 느끼는지 자신의 몸에 관심을 가져야 한다.

건강하다는 것은 몸에 불편함이 없이 마음도 편안한 것이다. 몸과 마음은 따로 구분되는 것이 아니어서 정신적인 스트레스란 피할수록 좋은 것이다. 그러나 사회생활을 하는 현대인들에게 그걸 통제하는 것은 너무나 어려운 이야기다. 그것이 우리가 음식치료에 주목하게 된 이유이기도 하다. 스트레스는 관리할 수 없어도 우리 몸에 들어가는 음식은 선택할 수 있기 때문이다.

건강한 몸에 건강한 정신이 깃든다. 몸이 힘들면 소위 말하는 '웃자고 하는 얘기에 죽자고 덤비는' 상황에 빠질 수 있다. 건강한 몸을 만들기 위해 우리는 이 책에서 필수아미노산(단백질)과 필수지방산을 꾸준히 먹도록 반복해서 이야기했다. 못 먹고 살던 시절에 비하면 비교적 저렴하게 탄수화물 식품을 섭취할 수 있으니 다행인 일이지만, 나도 모르게 먹고 있다고 해도 무리가 아닐 정도로 다양한 형태로 탄수화물을 많이 먹고 있으니 걱정이다.

이것은 사람들이 음식을 선택하는 기준이 '입맛'에 있기 때문이다. 사람들은 혀를 기분 좋게 해주는 달고 맵고 고소한 음식을 먹는다. 문제는 이런 식습관이 고스란히 다양한 질환의 원인으로 이어진다는 것이다.

이제 독자 여러분이 기억해야 할 건강 상식의 기본은 탄수화물을 적게 먹고, 필수지방산은 충분히 섭취하고, 필수아미노산은 부족하지 않도록 먹는 것이다. 필수지방산은 한의학적으로는 기순환을 원활하게 해주는 중요한 재료이고, 현대인들에게 가장 부족한 영양소 중 하나이기 때문에 식사 때마다 섭취할 수 있도록 노력해야 한다.

그리고 한 가지 더! 자신의 몸에 관심을 기울이고 음식을 먹은 뒤 몸에서 일어나는 변화를 잘 관찰하라는 것도 다시 한 번 당부해 두고 싶다.

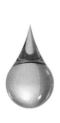

독자들의
고필수지방식 체험

당뇨와 고혈압을 관리하고 싶다, 비만을 해결하고 싶다, 컨디션이 좋아지고 싶다 등 각자의 목표를 가지고 독자 체험단이 저탄수화물 네이버 까페(http://cafe.naver.com/saltnseed)에 모여서 고필수지방식 체험을 해봤습니다. 체험하면서 먹었던 레시피도 함께 공개합니다.

원칙은 3가지로 했습니다.
① 밀가루, 과일, 식용유 끊기
② 돼지고기, 오리고기, 올리브오일, 계란 등 필수지방이 풍부한 음식 매일 챙겨먹기
③ 밥은 한 끼에 1/3공기 이상 먹지 않기

뱃속이 편해지니까
숙면을 취할 수 있었어요

당을 끊는 식사법(탄수화물 끊기)을 실천하는 중이었습니다. 1년 내내 완벽하게 끊지는 못해도, 끊으려고 노력하니까 확실히 먹는 양이 줄어들었습니다. 그 결과 체중은 줄었는데 혈당이 잡히지 않아서 심란해하던 차에 고필수지방식 체험에도 참가하게 됐습니다.

독감을 앓고 난 후라서 입안이 다 해지고 처음엔 힘들었는데, 함께 카톡으로 수다 떨면서 하니까 혼자 식이요법을 하는 것보다는 좀 쉬웠네요.

지금 저한테는 하루에 한 공기도 안 되는 밥을 먹는 것이 적당한 탄수화물 섭취량인 것 같습니다. 당질제한을 장기간 하다 보니까 밥을 많이 먹는 것이 힘들어졌습니다. 탄수화물을 줄이면 확실히 소식하게 되네요. 이번엔 돼지고기, 오리고기, 계란, 토마토를 비롯한 신선한 야채 등을 위주로 먹었습니다.

체험단에서 함께 체험한 기간은 10일인데 좀 짧다 싶기도 하네요. 혼자서도 앞으로 꾸준히 할 생각입니다. 고필수지방식을 먹는 동안 우선 속이 편했고, 화장실 가는 일이 참 편안해졌습니다. 오랜 세월 약을 먹은 탓인지 화장실 가는 것이 언제나 좀 어려웠는데 속이 시원할 만큼 부드럽고 자유로웠네요.

또 다리에 쥐가 나서 숙면을 취하지 못하는 증상이 있었는데 그 것도 좋아져서 편히 잘 수 있었고요. 체험 기간 동안 훌라후프를 해서 그런지는 몰라도, 체중엔 변화가 없지만 배도 쏙 들어갔습니다.

무엇보다 무얼 먹어야 몸에 이득이 되는지 알게 되었던 것이 큰 소득입니다. 독감 후유증으로 입안이 다 낫지 않아서 김치를 먹을 때는 양념을 조금 털고 씻어서 먹었는데도 매운 느낌이 있네요. 맵고 짠 것에도 몸이 민감한 반응을 한다는 걸 느낄 수 있었습니다.

함께 체험했던 분들 모두 포기 안 하고 계속하시느라 수고하셨습니다. 축복하고 사랑합니다~!

syr060561 님

화장실 가기
편해졌어요

체험단에 늦게 합류한데다 독감으로 고생하느라 제대로 했는지 모르겠네요. 옛날 감기는 잘 먹으면 나았다지만 요즘 감기는 필수지방을 충분히 섭취하면서 소식해야 도움이 된다고 해서, 포기하려다가 다시 계속하자고 마음먹었습니다. 최대한 신경써서 해보려고 했습니다.

방법은 어렵지 않아서 식이요법을 하기에는 편했습니다. 양념을 씻어내면 김치를 먹을 수 있었기 때문에 편하게 식이요법을 했습니다. 필수지방식을 하면 속이 편해지고 매운 걸 먹으면 속이 불편해지더라고요. 화장실 가기도 편해졌어요. 아들과 함께 앞으로도 계속해보려 합니다. 당뇨나 고혈압 같은 지병이 없어서 몸속의 변화는 모르겠지만 살은 확실히 빠질 것 같아요.

사랑내음 님

몸이
가벼워졌네요

최근에 TV에서 고지방식에 대한 방송을 봤는데, 이번에 참가한 체험은 모든 지방을 다 먹을 수 있다기보다는 좋은 지방을 필수로 먹는 것이었어요. 사실 처음엔 '진짜 이게 될까' 하는 마음이 반이었는데, 가장 좋았던 건 제가 좋아하는 돼지고기, 오리고기를 하루에 한 번씩 먹을 수 있었던 것이었어요. 하는 동안 행복했습니다.

살 빼는 다이어트보단 몸이 건강해지는 것이 체험 목표라고 하셨는데, 과연 몸이 개운해지고 가벼워지는 몸의 변화가 느껴지더라고요. 예전엔 자주 속이 불편하고 배도 아팠는데, 이제는 속도 편안하고 배도 전혀 안 아픕니다. 그래도 밀가루 먹으면 바로 배 아파요. 밥과 과일은 줄이고 좋은 지방을 적당히 섭취하는 것! 이후에도 계속 이 식습관으로 유지하는 게 좋겠어요. 좋은 게 몸으로 느껴지니까요. 내 몸으로 직접 느끼고 체험하는 게 중요한 것 같네요.

- 903호 문막댁 님

당뇨, 고혈압에
도움받았습니다

열흘간 고필수지방식 체험을 했습니다. 식단은 단조로웠지만 처음 일주일은 열심히 잘 지켰습니다. 뒤로 갈수록 생리 주기 때문에 주체할 수 없는 식욕이 찾아오네요. 아무래도 호르몬의 영향을 받나 봐요.

저는 아이 둘을 출산하면서 경계치에 있던 당뇨가 임신당뇨가 되고, 없던 고혈압도 생겼어요. 원래도 비만이었지만 아이 둘을 출산하면서 더욱 불어난 체중으로 힘들었던 중에 요즘 핫하다는 저탄고지(저탄수 고지방) 다이어트를 해보게 되었습니다. 그전에 당질 제한식으로 약 10kg 정도 감량을 했기 때문에 비슷하지 않을까 생각해서 저탄고지 식단을 시작한 건데, 버터와 치즈가 저한테는 별로 맞지 않는 것 같았어요. 남들은 다 된다는 체중감량은커녕 소화도 어렵고 평소에 좋아하던 치즈도 시간이 지나면서 먹기 어려워지고, 방탄커피(버터커피)도 저에겐 어렵더라고요. 방황하던 중에 고필수지방식 체험단 모집을 보고 참가하게 되었네요. 기본 식생활은 당질제한을 기준으로 하고 필수지방을 챙겨먹는 것으로 했습니다. 밥 대신 두부, 계란, 아보카도를 주로 먹고 지방은 식용유 대신 오리고기 기름, 돼지고기 기름, 올리브오일을 썼고요. 그 덕에 라드유 (동물성 기름)도 직접 만들어봤어요.

처음 일주일간은 원칙을 잘 지킨 덕에 몸무게가 3kg이나 감량됐고요. 소화가 잘 안 되고 가스가 많이 차던 증상들이 개선된 점이 좋았습니다. 생리 주기 때문에 나중엔 식욕이 폭발해서 조금씩 일탈도 하고 혈당이 널뛰기를 한 적도 있지만 한 가지는 배웠지요. 입에만 좋은 음식은 나의 건강을 해칠 수 있다! 그동안 별 생각 없이 먹어오던 음식들에 대해 다시 생각해보는 계기가 된 것 같아요. 정상체중과 혈당의 안정화가 될 때까지 현재의 식단을 유지해보려고 합니다. 다른 음식들의 유혹이 있을 테니 평생 이렇게만 먹긴 어렵겠죠. 하지만 당질제한과 필수지방식은 질병이 없는 사람에게도 식생활에서 무엇이 가장 중요한지 기준을 삼아준다는 점에서 중요한 것 같아요. 꼭 먹어야 할 것을 우선적으로 챙겨먹고 나머지는 부수적으로 추가해서 먹는다는 생각으로 하면 좋겠네요. 요즘 저희 집은 날씬쟁이 남편과 아이들도 필수지방식 메뉴를 먹고 있습니다.

좋은 체험을 하게 되어서 감사합니다.

은2맘 님

1. 삼겹살과 숙주김치볶음

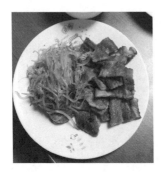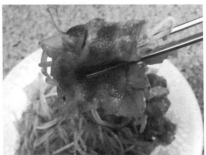

재료

삼겹살, 숙주, 김치, 소금

만드는 법

1. 숙주를 씻어놓고 물기를 뺀다.

2. 김치를 물에 한번 헹군다.(고필수지방식은 위산 과다를 일으키는 신맛과 매운맛을 함께 조심하기 때문에 양념을 살짝 씻어 낸다)

3. 삼겹살을 굽는다.

4. 삼겹살을 구울 때 생긴 기름에 숙주를 넣고 소금을 뿌린다.(소금 없이 숙주를 볶으면 비린내가 나기도 한다)

5. 숙주에 김치를 함께 넣고 볶는다.

2. 오리볶음밥

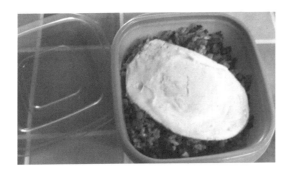

재료

훈제오리, 당근, 호박, 가지, 밥 1/3공기, 깨소금, 소금, 계란

만드는 법

1. 훈제오리를 뜨거운 물에 살짝 담갔다 물기를 뺀다.(보존 첨가제를 뺀다)

2. 당근, 호박, 가지는 잘게 잘라놓는다.(철에 따라 가지가 없을 때는 양배추 등 다른 야채로 대체해도 좋다)

3. 물기가 빠진 훈제오리의 살코기와 기름을 분리하고, 살코기는 야채처럼 잘게 잘라놓는다.

4. 달군 팬에 분리한 오리 기름을 넣고 굽는다. 기름이 충분히 나오면 오리 기름 부위는 건지고 야채를 넣고 볶는다.

5. 야채가 어느 정도 익으면 자른 오리 고기를 넣고 함께 볶는다.(훈제오리로 볶음밥을 하면 햄볶음밥 맛이 난다)

6. 밥을 넣고 깨소금과 소금을 뿌려준 뒤 함께 볶는다.

7. 볶음밥을 그릇에 담고 계란 후라이를 올린다.

3. 아보카도와 김말이

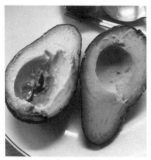 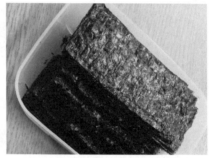

식단 예

아보카도, 대패삼겹살 구이, 구운 김, 밥 1/3공기

먹는 법

1. 구운 김을 준비한다.(조미김 아님)

2. 삼겹살을 자르지 않고 길게 구워놓고, 아보카도를 한 입 크기로 먹기 좋
   게 자른다.(아보카도는 잘 익은 것으로 먹는다)

3. 아보카도, 삼겹살, 밥 약간을 김말이로 싸서 먹는다.

4. 올리브오일 샐러드

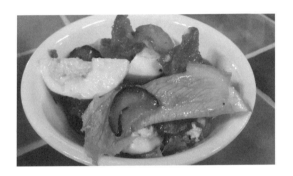

재료

계란 3개, 토마토 1개, 오이 1개, 양상추 2잎, 올리브오일 5큰술, 설탕 1큰술, 소금 1큰술, 후추 1작은술, 다진마늘 1/2작은술, 바질 1큰술

만드는 법

1. 식초와 소금을 넣고 계란을 삶는다.

2. 오이를 얇게 썰어 소금에 30분간 절여두었다가 물기를 짠다.

3. 십자 모양 칼집을 낸 토마토를 끓는 물에 넣었다가 껍질을 벗기고 씨를 빼낸 뒤 먹기 좋게 자른다.

4. 양상추를 먹기 좋게 뜯어놓는다.

5. 올리브오일, 다진마늘, 설탕, 소금, 후추, 바질을 섞어 드레싱을 만든다.(레몬즙을 소량 첨가할 수도 있다)

6. 그릇에 준비한 재료를 담고 드레싱을 뿌려서 먹는다.

5. 삼겹살죽

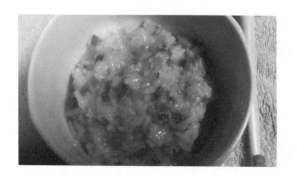

재료

대패삼겹살, 당근, 호박, 가지, 밥 1/3공기, 소주, 소금, 물

만드는 법

1. 삼겹살을 잘게 잘라 소주에 30분 이상 담가놓는다.

2. 당근, 호박, 가지를 잘게 자른다.(가지가 없을 때 양배추로 대신한다)

3. 소주를 빼낸 삼겹살을 냄비에서 볶다가 기름이 나오면 야채도 넣고 볶는다.

4. 물 200ml 정도 붓고 야채를 익힌다.

5. 밥을 넣고 소금 간을 한다.

6. 밥알이 퍼지면 그릇에 담는다.

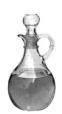

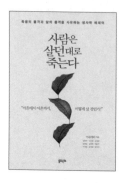

"마흔에서 아흔까지, 어떻게 살 것인가!"
죽음을 바라보며 삶을 회복하는 생사학 에세이

마음애터 지음

"인생을 아름답게 마무리하고 싶은 사람들에게 이
책을 권한다."

_ 노유자 수녀, 전 가톨릭대학교 교수, 한국호스피스완화간호사회 자문위원

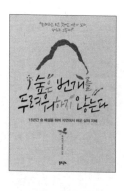

"존재하는 모든 것에는 이유가 있다!
당신도 그렇다!"

15년간 숲 해설을 하며 자연에서 배운 삶의 지혜

추순희 지음

"사진과 함께 보니 그곳에 있는 것 같기도 하고,
녹차 같은 책이네요."

_ 알라딘 독자 maru×××

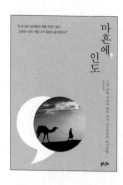

"도대체 나는 어떤 삶을 살고 싶은 것인가!"

7살 아들, 아내와 함께 떠난 90일간의 배낭여행

추성엽 지음

"엊그제 같던 청춘을 아쉬워하며 내려갈 길을
찾아야 하나 싶어 답답함 때문에 읽은 책!"

_ 예스24 독자 just××××××

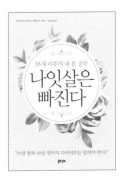

"19살 딸과 엄마의 다이어트는 달라야 한다!"
에이징 스페셜리스트가 말하는 여성 호르몬과 다이어트에 관한 거의 모든 것

아사쿠라 쇼코 지음 | 이예숙 옮김

"체온관리, 영양관리, 체간운동, 3가지 원칙 덕분에
40대에 복근이 생겼어요."

_ 옮긴이 이예숙(일본어 강사)

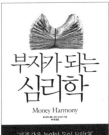

"돈에 휘둘리지 않으려면 이 책을 읽어라!"
우리의 일상을 쥐고 흔드는 돈에 관한 심리학

올리비아 멜란 · 셰리 크리스티 지음 | 박수철 옮김

"감탄이 절로 나온다.
모든 커플들이 여기서 소개하는 기법을 배워야 한다!"

_ 존 그레이(『화성에서 온 남자 금성에서 온 여자』 저자)

지은이 _ **이권세**
아이엔여기한의원 창립원장, 경희대학교 한의과대학 졸업, 한방증류제형학회 부회장, 대한형상의학회 정회원, 대한약침학회 정회원, FCST(턱관절균형의학회) 정회원, 전 아이엔여기한의원네트워크 공동대표, 현 경희한의원 원장

지은이 _ **조창인**
아이엔여기한의원 창립원장, 경희대학교 한의과대학 졸업. 한방증류제형학회 부회장. 대한한방소아과학회 정회원, 한방피부과학회 정회원, 대한약침학회 정회원, 전 아이엔여기한의원네트워크 공동대표, 현 온드림 한의원 원장, (주)온숨바이오 대표이사.

지은이 _ **채기원**
아이엔여기한의원 창립원장, 경희대학교 한의과대학 졸업, 경희대학교 한의과대학원 졸업, 한의학 박사. 한방증류제형학회 회장, 전 아이엔여기한의원네트워크 공동대표, 1997년부터 '맑은한약' 공동연구와 개발.

좋은 지방 식사법

———

2019년 11월 11일 초판 1쇄 펴냄
2020년　4월 28일 초판 2쇄 펴냄

지은이　　이권세 · 조창인 · 채기원
펴낸곳　　솔트앤씨드
펴낸이　　최소영

등록일　　2014년 4월 07일 등록번호 제2014-000115호
전화　　　070-8119-1192
팩스　　　02-374-1191
이메일　　saltnseed@naver.com
커뮤니티　http://cafe.naver.com/saltnseed
블로그　　http://blog.naver.com/saltnseed
홈페이지　http://saltnseed.modoo.at

ISBN 979-11-88947-04-1 (03510)

이 도서의 국립중앙도서관 출판예정도서목록(CIP)은 서지정보유통지원시스템 홈페이지(http://seoji.nl.go.kr)와 국가자료공동목록시스템(http://www.nl.go.kr/kolisnet)에서 이용하실 수 있습니다. (CIP제어번호: CIP2019042723)

몸과 마음의 조화 솔트쌔드

솔트는 정제된 정보를, 씨드는 곧 다가올 미래를 상징합니다.
솔트앤씨드는 독자와 함께 항상 깨어서 세상을 바라보겠습니다.